U0273958

300味常见中药
辨识与应用
彩色图谱

张贵君　张贵林　主编

全国百佳图书出版单位

中国中医药出版社

图书在版编目（CIP）数据

300味常见中药辨识与应用彩色图谱/张贵君，张贵林主编.—北京：中国中医药出版社，2016.9（2022.9重印）

ISBN 978-7-5132-3181-7

Ⅰ.①3…　Ⅱ.①张…②张…　Ⅲ.①中药材–图谱　Ⅳ.①R282-64

中国版本图书馆CIP数据核字（2014）第020491号

中国中医药出版社出版

北京经济技术开发区科创十三街31号院二区8号楼
邮政编码　100176
传真　010-64405721
河北品睿印刷有限公司印刷
各地新华书店经销

开本 880×1230　1/32　印张 10　字数 297 千字
2016 年 9 月第 1 版　2022 年 9 月第 3 次印刷
书号　ISBN 978-7-5132-3181-7

定价　45.00 元
网址　www.cptcm.com

服务热线　010-64405510
购书热线　010-89535836
维权打假　010-64405753

微信服务号　**zgzyycbs**
微商城网址　**https://kdt.im/LIdUGr**
官方微博　**http://e.weibo.com/cptcm**
天猫旗舰店网址　**https://zgzyycbs.tmall.com**

如有印装质量问题请与本社出版部联系（010-64405510）

编写说明

　　本书的编写从实际用药出发，收载的中药大部分是《中华人民共和国药典》现行版本收载并且是临床长期使用的中药饮片。每个品种包括基原、性味功效、功用特点、验方精选、注意事项等文字说明，并佐以饮片高清彩图和主要鉴别特征，内容简明实用，便于临床用药鉴别参考。很多读者一直认为中药无毒，但是事实上，中药作为药品，不按照规定剂量长期大量服用也会引起中毒。所以，在注意事项中，除极特殊情况均设有切勿过量服用等字样，指导大家科学认识及合理使用中药。

　　本书适用于中药及相关专业人员查阅使用，亦可作为非专业读者了解、掌握中药常识的科学读本。

　　由于时间仓促和水平有限，书中的不足之处难免，敬请各位读者提出宝贵意见，使之臻于完善和不断提高。

张贵君

2016年3月

第一章　解表药

一、发散风寒药

〖中药正名〗—— **麻黄**（草质茎）

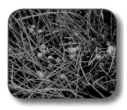

〖中药原植物、动物、矿物的来源、采收、加工等情况说明〗

　　来源于麻黄科植物草麻黄 *Ephedra sinica* Stapf.、中麻黄 *Ephedra intermedia* Schrenk et C.A.Mey 或木贼麻黄 *Ephedra equisetina* Bge. 的干燥草质茎。以干燥，色淡绿，茎粗，内心充实，手拉不脱节，味苦涩者为佳。主产于山西、内蒙古、甘肃等地。立秋至霜降间，割取绿色细枝，阴干，切段。生用、蜜制或捣绒用。

〖外观特征〗

〖中药饮片图〗

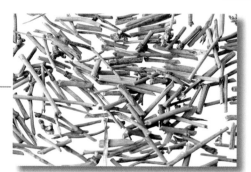

形：圆柱形的段，表面粗糙，有细脊线
色：淡黄色或黄绿色
气味：气香，味涩、微苦

〖颜色特征〗

麻黄（草麻黄）

〖药物本身气味特征〗

特别提示：此处气味是指中药实际口尝、鼻闻的气味，与药性中味非完全等同

〖中药临床应用相关知识介绍〗

　　【性味功效】辛、微苦，温。发汗散寒，宣肺平喘，利水消肿。内服煎汤 2 ～ 9g。

　　【功用特点】有"发表第一药"之称，因其发汗力较强，恐其发汗太过，故多用治风寒表实无汗证；并善于开宣肺气平喘、通调水道、利水消肿，对水肿兼有表证者尤宜。

　　【验方精选】酒皶鼻：麻黄、麻黄根各 4g，酒煎，早晚各饮 3 ～ 5 杯。

　　【注意事项】本品发散力强，凡表虚自汗、阴虚盗汗及虚喘均当慎用。

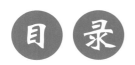

第三章　泻下药

第四章　祛风湿药

第五章　化湿药

第六章　利水渗湿药

第七章　温里药

第八章　理气药

第九章　消食药

第十章　驱虫药

第十一章　止血药

第十二章　活血化瘀药

第十三章　化痰止咳平喘药

第十八章 收涩药

第十九章　涌吐药

第二十章　解毒杀虫燥湿止痒药

第二十一章　拔毒化腐生肌药

第一章　解表药

一、发散风寒药

麻黄（草质茎）

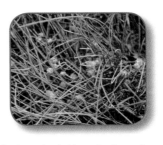

　　来源于麻黄科植物草麻黄*Ephedra sinica* Stapf.、中麻黄*Ephedra intermedia* Schrenk et C.A.Mey或木贼麻黄*Ephedra equisetina* Bge. 的干燥草质茎。以干燥，色淡绿，茎粗，内心充实，手拉不脱节，味苦涩者为佳。主产于山西、内蒙古、甘肃等地。立秋至霜降间，割取绿色细枝，阴干，切段。生用、蜜制或捣绒用。

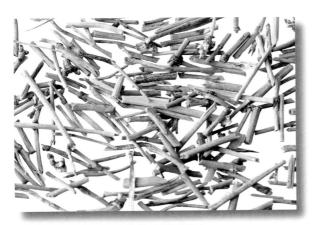

形：圆柱形的段，表面粗糙，有细脊线

色：淡黄色或黄绿色

气味：气香，味涩、微苦

麻黄（草麻黄）

　　【性味功效】辛、微苦，温。发汗散寒，宣肺平喘，利水消肿。内服煎汤2～9g。

　　【功用特点】有"发表第一药"之称，因其发汗力较强，恐其发汗太过，故多用治风寒表实无汗证；并善于开宣肺气平喘、通调水道、利水消肿，对水肿兼有表证者尤宜。

　　【验方精选】酒皶鼻：麻黄、麻黄根各4g，酒煎，早晚各饮3～5杯。

　　【注意事项】本品发散力强，凡表虚自汗、阴虚盗汗及虚喘均当慎用。

桂枝（嫩枝）

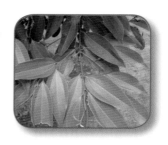

来源于樟科植物肉桂 *Cinnamomum cassia* Presl 的干燥嫩枝。以幼嫩，色棕红，气香者为佳。主要产于广东、广西及云南省。常于3～7月剪下嫩枝，切成薄片或小段，晒干或阴干。生用。

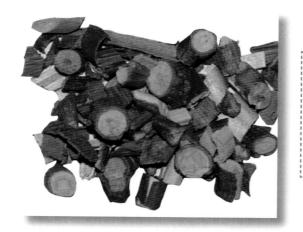

形：短圆柱形，皮孔点状

色：外皮红棕色至棕色；切面皮部红棕色、木部黄白色至浅黄棕色

气味：香气特异，味甜、微辛

【性味功效】辛、甘，温。散寒解表，温经通阳。内服煎汤1.5～6g，大剂量，可用至15～30g。

【功用特点】风寒表实无汗、表虚有汗均可应用；又可温经通阳，行里达表，有温通一身阳气，流畅血脉的功效；在解表药中属扶正祛邪药。另有横通肢节的特点，能引诸药横行至肩、臂、手指，故又为上肢病的引经药。

【验方精选】冻疮：桂枝60g，水煎煮，洗患处。

【注意事项】本品辛温助热，易伤阴动血，凡外感热病、阴虚火旺、血热妄行等证，均当忌用；孕妇及月经过多者慎用。

紫苏叶（叶）

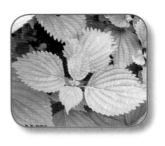

来源于唇形科一年生草本植物紫苏 *Perilla-frutescens*（L.）Britt. 的干燥叶（或带嫩枝）。产于我国南北各地。夏秋季采收。阴干。以叶多而片大，色紫，不碎，香气浓者为佳。生用。

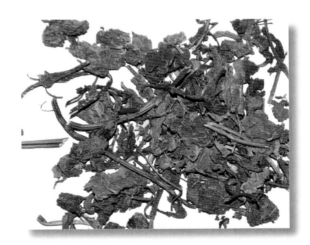

形：不规则的段或未切叶，有皱褶

色：紫色或上表面绿色、下表面紫色

气味：气清香，味微辛

【性味功效】辛，温。散寒解表，行气化痰，安胎，解鱼蟹毒。内服煎汤 3～9g。

【功用特点】本品发散风寒作用较弱，多用于外感风寒轻证；因其兼能宣肺止咳，入脾经又能行气宽中，和中止呕，故对风寒感冒咳喘有痰，兼见脾胃气滞，胸闷、呕恶者，尤为适用。此外，解鱼蟹中毒。

【验方精选】恶疮，疥癣：紫苏叶适量，捣烂，敷患处。

【注意事项】

1. 本品辛温，温病初起、胃热呕逆，均应慎用。

2. 实验证明，本品有升高血糖作用，故建议糖尿病患者不宜大剂量使用紫苏。

生姜（根茎）

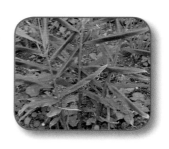

　　来源于姜科多年生草本植物姜*Zingiber officinale* Rosc. 的新鲜根茎。全国大部分地区均有栽培。8 ～ 11 月间采挖，除去泥土、茎叶和须根。以块大，饱满，质嫩者为佳。临用时切片，生用，或煨用（煨姜），或捣汁用（生姜汁），或取皮用（生姜皮）。

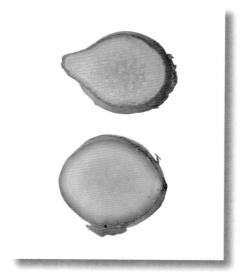

形：类圆柱形厚片，可见环节
色：外皮黄白色或灰黄色，切面浅黄色
气味：气香特异，味辛辣

　　【性味功效】辛，温。解表散寒，降逆止呕，化痰止咳，解诸毒。内服煎汤 3 ～ 9g。
　　【功用特点】本品散风寒解表力较弱，多用于外感风寒轻证，但有良好的温中止呕作用，故有"呕家圣药"之称，用于治疗胃寒呕吐（配半夏）等胃气上逆证，又能温肺化痰止咳。此外，可解天南星、半夏及鱼蟹毒。
　　【验方精选】老人大小便不通：生姜12g，盐1捻，豉30粒，葱1茎和根叶。共捣烂，敷脐上。
　　【注意事项】本品伤阴助火，阴虚内热者忌服。

香薷（地上部分）

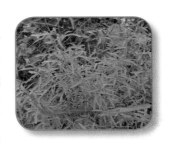

来源于唇形科多年生草本植物石香薷*Mosla chinensis* Maxim. 或 江 香 薷*Mosla chinensis* 'Jiang xiang ru' 的干燥地上部分。主产于江西、安徽及河南等地，以江西的产量大，质量优，商品习称"江香薷"。果实成熟后割取全草，晒干，以质嫩，茎淡紫色，花穗多，香气浓者为佳。切段生用。

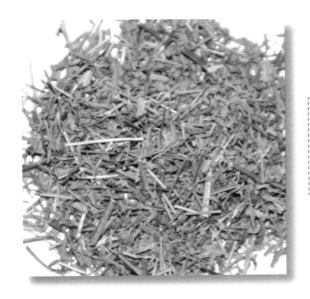

形：茎方形，叶多皱缩
色：叶黄绿色或淡黄色，密被白色茸毛
气味：气香，味辛凉

【性味功效】辛，微温。发汗解表，化湿和中。内服煎汤3～10g。

【功用特点】本品解表的特点：因表证夏季多夹暑湿，而香薷化湿祛暑和中，故有"夏月麻黄"之称，尤宜于治疗阴暑证（夏月乘凉饮冷，外感风寒，内伤暑湿，恶寒发热，头痛无汗，呕吐腹泻）。此外，又可利水消肿。冬季伤寒表证，解表多用麻黄；夏季伤暑表证，解表多用香薷。

【验方精选】口臭：香薷适量，水煎，含漱。

【注意事项】本品辛温发汗之力较强，表虚有汗及阳暑证当忌用。

荆芥（地上部分）

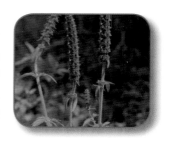

来源于一年生草本植物荆芥 *Schizonepeta tenuifolia* Briq. 的干燥地上部分。主产于江苏、浙江及江西等地。多系人工栽培。秋冬采收，阴干。以色淡紫，茎细，穗长而密，香气浓者为佳，切段生用、炒黄或炒炭。

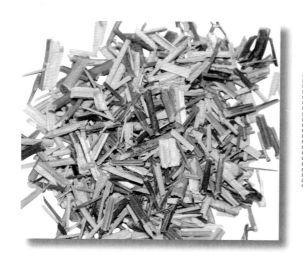

形：茎呈方柱形

色：淡黄绿色或淡紫红色，短柔毛黄白色

气味：有薄荷样香气，味微涩而辛凉

【性味功效】辛，微温。煎服4.5～9g，不宜久煎。止血炒炭用。

【功用特点】本品轻扬疏散，药性平和，善于散风邪，故表寒、表热均可应用，又可发表透疹，炒炭止血。为风病、血病、疮病常用药。

【验方精选】痔漏肿痛：荆芥煮汤，日日洗之。

防风（根）

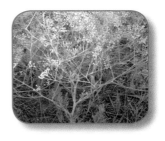

来源于伞形科多年生草本植物防风 *Saposhnikovia divaricata*（Turcz.）Schischk. 野生品的干燥根。主产于东北、内蒙古、河北等地。产于东北和内蒙古东部者，称为"关防风"或"东防风"，产量大，质量佳。春秋季采挖，晒干。以条粗长，单枝顺直，根头部环纹紧密，质松软，断面有棕色环、中心色淡黄色者（凤眼圈）为佳。切片生用或炒炭用。

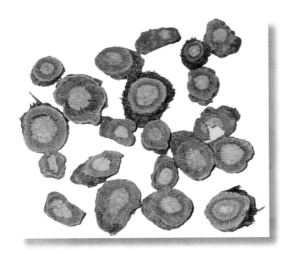

形：类圆形厚片

色：外皮灰黄色或灰褐色，断面外侧浅棕色或黄白色，内有棕色环，中心浅黄色，形成"凤眼圈"

气味：气微香，味甜

【性味功效】辛、甘，微温。祛风解表，胜湿止痛，止痉，止痒。内服煎汤 4.5 ～ 9g。

【功用特点】本品名曰"防风"，尤善祛风解表，有"散风通用"之说，又因"风药能胜湿"，故可胜湿止痛。因药性平和，故外感风寒、风热、风湿均可应用；归肝经而味甘，肝主筋，味甘能缓筋急，故可止痉；此外，炒用可以止泻。

【验方精选】手足麻木：防风、秦艽、羌活、制附子各3g，姜3片。水煎取汁，再加生地黄汁适量，煎煮数沸即可服。

【注意事项】

1. 性偏温燥，阴虚火旺、血虚发痉者慎用。

2. 过敏者当忌用。临床报道有服用本品出现过敏者（用药 1 小时内出现上腹部不适，出现恶心、心烦、皮肤瘙痒、灼热、红斑等症状）。

羌活（根茎及根）

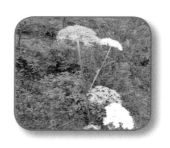

来源于伞形科多年生草本植物羌活*Notopterygium incisum* Ting ex H. T. Chang 或宽叶羌活*Notopterygium franchetii* H.de Boiss. 的干燥根茎及根。主产于四川、甘肃及云南等地。

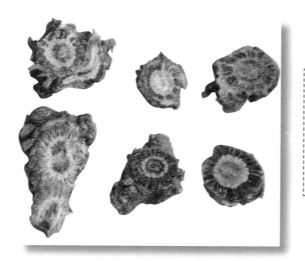

> **形**：不规则或类圆形厚片，切面有多数裂隙
>
> **色**：切面皮部黄棕色至暗棕色，木部黄白色，可见黄棕色小点（朱砂点）
>
> **味**：芳香

【性味功效】辛、苦，温。解表散寒，祛风胜湿，止痛。煎服，3 ～ 9g。

【功用特点】本品气味雄烈，善能升散发表祛风寒，苦燥胜湿止痛，故为治疗风寒夹湿表证、风寒头痛（太阳经头痛——后头牵连项痛）及风寒湿痹上半身疼痛的要药；另外，常作为治疗上半身疼痛和后头痛的引经药。

【验方精选】白癜风：羌活90g，当归60g，赤芍60g，旱莲草60g，熟地黄60g，制成水丸，每次服9g，日服2次。

【注意事项】

1. 本品辛温香燥之性较烈，血虚痹痛、阴虚头痛者慎用。

2. 用量较大时，脾胃虚弱者易致呕吐。

白芷（根）

来源于伞形科多年生草本植物白芷*Angelica dahurica*（Fisch. ex Hoffm.）Benth. et Hook. f. 或杭白芷*Angelica dahurica*（Fisch. ex Hoffm.）Benth. et Hook. f. var. *formosana*（Boiss.）Shan et Yuan 栽培品的干燥根。主产于四川等地。秋季采挖，晒干。

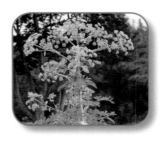

均以独枝，粗大，皮细，质坚，色白，粉性足，香气浓者为佳。切片生用。

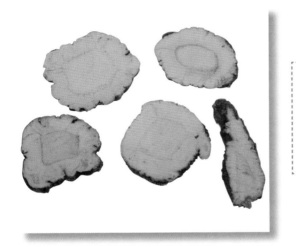

形：不规则或类圆形厚片，有时可见"疙瘩丁"

色：外皮灰褐色或棕褐色，切面白色，有深色环圈

气味：气芳香，味微辛、苦

【性味功效】辛、温。解表散寒，通鼻窍，燥湿止带，消肿排脓。煎服，3～9g。外用适量。

【功用特点】本品辛温升散，芳香上达，善通鼻窍、止痛，故风寒感冒而头痛较剧，或鼻塞流涕、鼻渊更宜使用本品；足阳明胃经，上行头面，所以可止阳明头痛（前额、眉棱骨、齿龈疼痛）及风寒湿痹；又能燥湿止带，消肿排脓。

【验方精选】痔疮：白芷60g，紫草15g，苦参30g，滑石30g，黄柏30g，水煎熏洗，每日2次，每次40分钟左右。

【注意事项】

1. 本品辛散温燥，阴虚血热者慎用。

2. 过量可引起中毒反应，其临床表现为恶心呕吐、头晕、气短、出汗、血压升高、烦躁等，严重者最终可因呼吸中枢麻痹而死亡。

细辛（根及根茎）

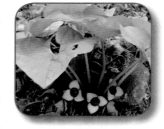

来源于马兜铃科多年生草本植物北细辛*Asarum heterotropoides* Fr. Schmidt var. *mandshuricum* (Maxim.) Kitag.、汉城细辛*Asarum sieboldii* Miq. var. *seoulense* Nakai 栽培品的干燥根和根茎。习称"辽细辛"，主产于辽宁等地。夏秋采收，阴干。二者均以根多叶少，根色灰黄，气辛味辣而麻舌者为佳。生用。

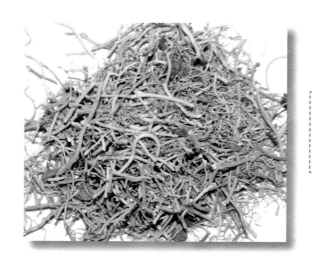

> 形：长短不等的细根段
> 色：表面灰黄色
> 气味：气辛香，味辣麻舌

【性味功效】辛，温，有毒。散寒祛风，止痛，温肺化饮，通窍。内服煎汤 1～3g，外用适量。

【功用特点】本品辛味极强，温性峻烈，善于祛风散寒，通窍止痛，为祛肺肾二经风寒的要药，入肺既可解表散寒，又可温化肺中的寒痰（温肺化饮）；入肾又可祛足少阴肾经的风寒，自里达表，为治疗阳虚外感的要药；诸作用中尤以止痛为先。

【验方精选】口舌生疮：细辛、黄连等份，研末。涂患处，涎出即愈。

【注意事项】

1. 本品辛温走散，气虚多汗、阴虚阳亢头痛、肺燥伤阴干咳者忌用。

2. 反藜芦。

3. 用量不宜过大，因应用不当而致细辛中毒者，古今都有记载，当引起注意。

藁本（根茎及根）

来源于伞形科多年生草本植物藁本 *Ligusticum sinensis* Oliv. 或辽藁本 *Ligusticum jeholense* Nakai et Kitag. 的干燥根茎和根。主产于湖南、四川、辽宁及河北等地。春季采挖，晒干。以身干整齐，香气浓郁者为佳。切片生用。

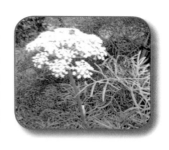

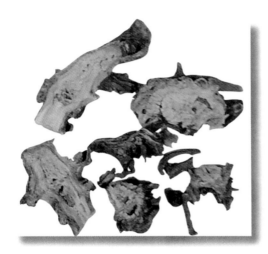

形：不规则厚片，切面有裂隙或孔洞

色：外皮棕褐色至黑褐色，切面黄白色至浅黄褐色

气味：气浓香，味辛苦、微麻

【性味功效】辛，温。祛风胜湿，散寒止痛。内服煎汤3～10g，外用适量。

【功用特点】本品辛温升散，善祛太阳经的风寒湿邪，又可循经上达巅顶，而有止痛之功。张元素称其"乃太阳经风药，其气雄壮，寒湿郁于本经必用之药，巅顶头痛非此不除"；又可胜湿止痛。

【验方精选】小儿疥癣：藁本适量，煎汤，用以沐浴及洗衣服。

【注意事项】本品辛温而燥，凡阴虚血亏、肝阳上亢、火热内盛之头痛慎用。

苍耳子（成熟果实）

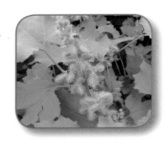

来源于菊科一年生草本植物苍耳*Xanthium sibiricum* Patr. 野生品的干燥成熟果实。分布全国各地。秋季采收，晒干。以粒大饱满，色绿者为佳。碾去硬刺，生用或炒用。

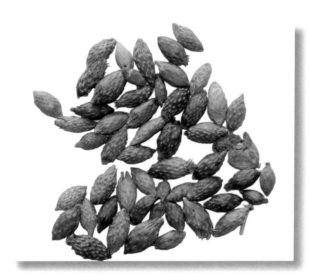

形：纺锤形或卵圆形，全体有钩刺，顶端有2枚较粗的刺

色：黄绿色或黄棕色

味：微苦

【性味功效】苦、甘、辛，温，有毒。散风寒，通鼻窍，祛风湿，止痒。内服煎汤 3 ～ 9g。

【功用特点】本品散风除湿，善能通利鼻窍止痛。鼻科临床广泛应用，鼻渊（鼻窦炎）、伤风鼻塞（急性鼻炎）、鼻窒（慢性鼻炎）、鼻鼽（过敏性鼻炎）、鼻痔（鼻息肉）、鼻疮（鼻疳，即鼻前庭炎）可单用或复方配伍。苦能燥湿，又为祛风湿的圣药；外达皮肤祛风止痒。

【验方精选】牙痛：苍耳子3g，水煎，趁热含药汁，疼则吐，吐后再含。

【注意事项】

1. 血虚头痛不宜服用。

2. 有毒，用量不宜过大。苍耳全株皆有毒，以果实的毒性最强。

辛夷（花蕾）

来源于木兰科植物望春花*Magnolia biondii* Pamp.、玉兰*Magnolia denudata* Desr. 或武当玉兰 *Magnolia sprengeri* Pamp. 的干燥花蕾。春初花未开放时采收，除去枝梗，阴干入药用。

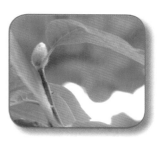

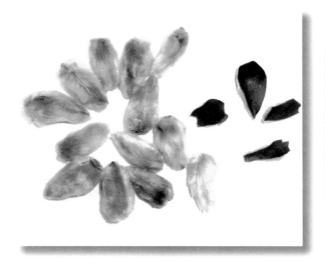

形：长卵形，似毛笔头，基部常有短梗，苞片外表面被有茸毛

色：皮孔类白色，茸毛灰白色或灰绿色

气味：气芳香，味辛、凉而稍苦

【**性味功效**】辛，温。散风寒，通鼻窍。内服煎汤3～9g，外用适量。

【**功用特点**】本品发散风寒，宣通鼻窍，适用于鼻渊、鼻塞和风邪所致头痛，为治疗鼻病的主要药物。

【**验方精选**】鼻塞：皂角、辛夷、石菖蒲等份。为末，绵裹塞鼻中。

【**注意事项**】

1. 本品辛香性燥，对鼻腔黏膜血管有明显的收缩作用，萎缩型鼻炎慎用。

2. 本品不宜多服，否则易引起头晕、目赤、口渴、鼻干等。

二、发散风热药

薄荷（地上部分）

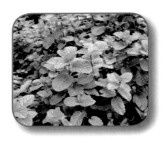

　　来源于唇形科多年生草本植物薄荷*Mentha haplocalyx* Briq. 的干燥地上部分。我国南北均产，现以江苏之产量大、质量优，为薄荷的道地产区。夏秋两季茎叶茂盛或花开至三轮时，选晴天，分次采割，以叶多，色深绿，味清凉，气味浓者为佳。以太仓栽培头刀薄荷质优。鲜用或阴干切段生用。

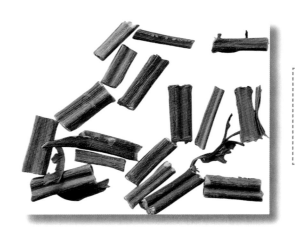

> **形**：方柱形，有纵棱线，棱角处有茸毛
>
> **色**：紫棕色或淡绿色
>
> **气味**：气香、清凉，味辛凉

　　【性味功效】辛，凉。宣散风热，清利头目，利咽，透疹，疏肝解郁。内服煎汤 3 ～ 6g，入煎剂宜后下。

　　【功用特点】本品质轻升浮，主入肺经，善于疏散风热，清利头目，利咽，透疹，兼入肝经又可疏肝理气。现在除药用外，还大量提取挥发油，销往全国及出口，如薄荷脑有"亚洲之香"的称号。

　　【验方精选】眼弦赤烂：薄荷 0.3g，用生姜汁浸一宿，晒干后研末，沸水冲调，泡洗患处。

　　【注意事项】本品芳香辛散，发汗耗气，故体虚多汗者不宜使用，以免汗出不止。

牛蒡子（成熟果实）

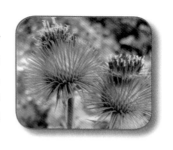

来源于菊科两年生草本植物牛蒡 *Arctium lappa* L. 的干燥成熟果实。主产于东北三省及浙江等地。现以东北三省产之为佳，有"关大力"之名。秋季采收，晒干，生用或炒用，用时捣碎。以粒大饱满，外皮灰褐色，无杂质者为佳。

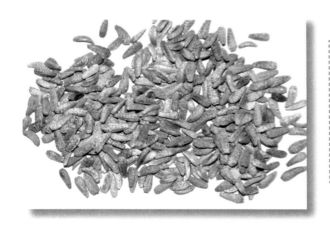

形：长倒卵形，两端平截，略扁微弯，表面有多数细小纵棱线

色：灰褐色或浅灰褐色，有多数小黑斑

气味：气特异，味苦微辛、有麻舌感

【性味功效】辛、苦，寒。疏散风热，宣肺利咽，透疹解毒，通便。内服煎汤 6 ～ 12g。

【功用特点】本品是解表药中的清热解毒药。清利咽喉，可用于风热上攻、热毒上攻之咽喉肿痛；归肺胃二经，可驱肺胃二经的疹毒，故又可宣肺透疹。

【验方精选】

1. 风热感冒：牛蒡子 0.3g，研末。热酒调服。

2. 风肿斑毒作痒：牛蒡子、玄参、僵蚕、薄荷各 1.5g。研末。每次 1.5g，沸水调服。

【注意事项】本品性寒，滑肠通便，气虚便溏者慎用。

蝉蜕（皮壳）

来源于蝉科昆虫黑蚱*Cryptotympana pustulata* Fabricius羽化时脱落的皮壳。主产于山东、河北、河南、江苏、浙江等省。春秋二季收集，除去杂质，晒干，生用。

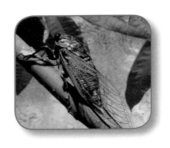

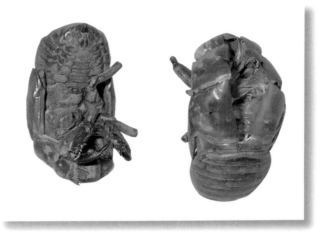

形：椭圆形而弯曲，形似蝉；背面呈十字形裂口，中空

色：黄棕色，半透明，有光泽

【性味功效】甘，寒。疏散风热，利咽开音，透疹，明目退翳，息风止痉。煎服，3～6g，或单味研末冲服。一般病证用量宜小；止痉则需大量服用。

【功用特点】本品质轻升浮，归肺经可宣肺疗哑，透疹止痒，对风热感冒、音哑咽痛者尤效；归肝经，可除肝经风热，明目退翳；肝主筋，甘可缓急，故能缓解痉挛，息风止痉（祛外风、息内风）。

【验方精选】百日咳：蝉蜕10g，炙百部5g，桑白皮5g，杏仁10g，浙贝母10g，厚朴5g，茯苓10g，陈皮5g，水煎服，每日1剂。

【注意事项】《别录》有"主妇人生子不下"的记载，故孕妇当慎用。但现时临床医生极少有将其视为妊娠慎用药，有待今后进一步研究。

桑叶（叶）

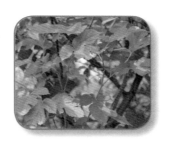

来源于桑科落叶乔木植物桑树*Morus alba* L. 的干燥叶。我国南北各省均有分布，霜后采收，入药以叶大者为好。晒干，生用或制用。

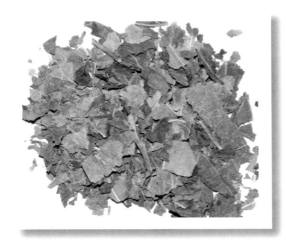

形：不规则碎片，叶脉突出，脉上被有疏毛

色：黄绿色或浅黄棕色

味：苦、涩

【**性味功效**】苦、甘，寒。疏散风热，清肺润燥，清肝明目。内服煎汤5～9g。

【**功用特点**】本品主疏散风热；苦寒清泻肺热，甘寒益阴，凉润肺燥，故有清肺润燥之功；兼入肝经，可清肝明目，平肝阳，为目疾常用药物；尚能凉血止血。

【**验方精选**】

1. 小儿渴：桑叶适量，用生蜜逐叶上敷过，阴干，水煎服。

2. 手足麻木：霜降后桑叶煎汤频洗。

【**使用禁忌**】肝燥者禁用。

菊花（头状花序）

来源于菊科多年生草本植物菊*Chrysanthemum morifolium* Ramat. 栽培品的干燥头状花序。因产地及加工方法的不同，药材分亳菊、滁菊、贡菊（以上为安徽产）、杭菊（浙江）。花季采收，均以花朵完整、色鲜，气清香，少梗叶者为佳。阴干生用。

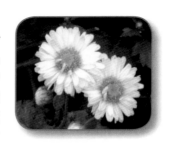

贡菊

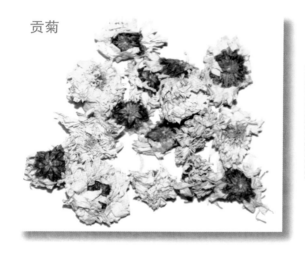

形：呈扁球形或不规则球形，舌状花上不反折，边缘稍内卷而皱缩

色：类白色或淡黄色

气：微香

【性味功效】甘、苦，微寒。疏风清热，平肝明目，解毒消肿。内服煎汤 5 ～ 9g。疏散风热多用杭菊（黄菊花）；平肝明目多用滁菊（白菊花）。

【功用特点】本品是解表药中的清热解毒药。入肝经发散肝经风热，以治目赤；苦寒清肝明目，甘寒益阴明目，虚实眼病常用；平肝阳。

【验方精选】寻常疣：菊花30g，30度白酒100mL。将菊花放入白酒中浸3天后弃渣，浸出液加适量开水、白糖炖服，每日1次，3天为1疗程，停药观察3天，若不见效，再服第2疗程。

【注意事项】气虚胃寒，食减泄泻者慎用。

蔓荆子（成熟果实）

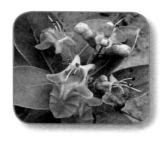

来源于马鞭草科落叶小灌木植物单叶蔓荆 *Vitex trifolia* L. var. *simplicifolia* Cham. 或蔓荆 *Vitex trifolia* L. 的干燥成熟果实。主产于山东、江西、浙江及福建等地。单叶蔓荆，尤以山东胶州湾各县产量最大，质量好。野生为多，秋季采收，阴干，以粒大、饱满，具有灰白色粉霜，气清香者为佳。生用或炒用，用时捣碎。

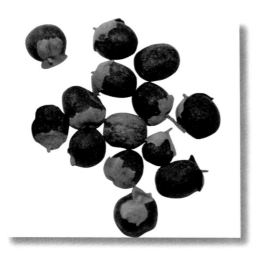

形：圆球形，顶端微凹陷，底部多有宿萼包被及果柄

色：灰黑色或黑褐色，被灰白色粉霜状茸毛

气味：气特异而芳香，味微辛

【性味功效】辛、苦，微寒。疏散风热，清利头目。内服煎汤5～9g，外用适量。

【功用特点】本品轻浮上行，清利头目，疏散头面风热之邪，自古以来多用治头目疾患，如治疗外感风热引起的头痛头晕、目赤肿痛、目晕多泪及头风头痛（头部两侧近太阳穴处）等症。又有祛风止痛的作用，可用于风湿痹痛，躯体牵急等症。

【验方精选】偏头痛：蔓荆子10g，菊花8g，川芎、甘草各4g，细辛、白芷各3g。水煎，3次服完。

【注意事项】胃虚者慎服。

柴胡（根）

来源于伞形科多年生草本植物柴胡（北柴胡）*Bupleurum chinensis* DC. 或狭叶柴胡（南柴胡）*Bupleurum scorzonerifolium* Willd. 野生品的干燥根。北柴胡主产于辽宁、甘肃、河北、河南等地；南柴胡主产于湖北、江苏、四川等地。春秋两季采挖，以条粗长，须根少，质地柔软者为佳。晒干，切段，生用或醋制用。

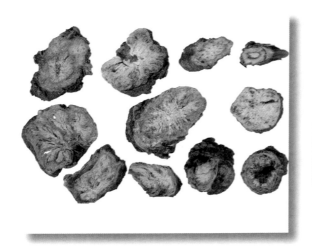

形：不规则或类圆形薄片，断面显纤维性

色：皮部呈棕色或棕黄色，木部呈黄色，周边棕褐色或黄棕色

气味：气微香，味微苦

【性味功效】苦、辛，微寒。解表退热，疏肝解郁，升举阳气。内服煎汤 3～9g。

【功用特点】本品其性升散可疏散少阳之邪，为治疗少阳证的要药；用于外感发热，有良效。

【验方精选】腹泻不止：柴胡、黄芩各12g。水煎服。

【注意事项】其性升发，故有"柴胡劫肝阴之说"，肝阳上亢、肝风内动、阴虚火旺及气机上逆者忌用或慎用。

升麻（根茎）

来源于毛茛科多年生草本植物大三叶升麻 *Cimicifuga heracleifolia* Kom.、兴安升麻 *Cimicifuga dahurica*（Turcz.）Maxim. 或升麻 *Cimicifuga foetida* L. 的干燥根茎。主产于辽宁、黑龙江、湖南、山西等地。秋季采挖，以体大，质坚，外皮黑褐色，断面黄绿色，无须根者为佳。晒干，切片，生用或蜜制用。

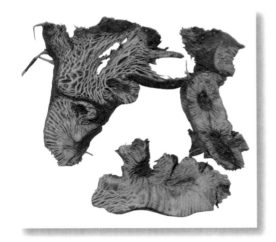

形：不规则厚片，断面有网状条纹

色：外皮暗棕色或黑棕色，切面黄绿色或淡黄白色

味：微苦而涩

【性味功效】辛、甘，微寒。发表透疹，清热解毒，升举阳气。内服煎汤 3 ～ 9g。

【功用特点】本品是解表药中的清热解毒药物，应用极广，尤善解阳明热毒；又可发表透疹，《本草正义》"最为麻疹之专药"；又可升提中气，而有升阳举陷之功；亦为阳明经重要的引经药。

【验方精选】产后恶物不尽：升麻 9g，以清酒煎服。

【注意事项】

1. 麻疹已透，以及阴虚火旺，肝阳上亢，上盛下虚者，均当忌用。

2. 服用过量可引起中毒反应，内服勿大于 30g（中毒反应临床表现为呕吐及胃肠炎。大剂量可致头疼、震颤、眩晕、虚脱及阴茎异常勃起；中毒量出现心脏抑制，血压下降，可因呼吸麻痹死亡）。

葛根（根）

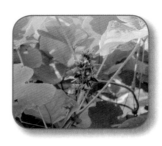

　　来源于豆科多年生落叶藤本植物野葛 *Pueraria lobata*（Willd.）Ohwi 的干燥根。我国南北各地均有分布。春秋两季采挖，切片晒干。入药以块大，质坚实，色白，粉性足，纤维少者为佳。生用或煨用。

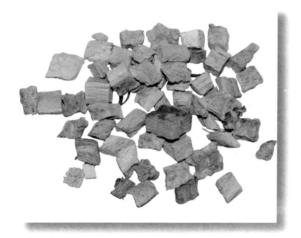

形：方块状，纤维性
色：类白色或黄白色
味：微甜

　　【性味功效】甘、辛，凉。解肌退热，生津，透疹，升阳止泻。内服煎汤 9 ～ 15g。

　　【功用特点】本品入脾经，脾主肌肉，则可解肌退热，透疹；气质轻扬，又能鼓舞胃气上行，生津液止渴；升阳止泻。现代应用于冠心病、心绞痛、脑血栓等心脑血管疾病。

　　【验方精选】酒醉不醒：葛根10g，煮汁服，醒即停服。

　　【注意事项】表虚多汗与虚阳上亢者慎用。

淡豆豉（种子的发酵品）

来源于豆科植物大豆 *Glycine max*（L.）Merr. 的成熟种子经蒸制发酵而成，产于全国各地。入药以色黑，附有膜状物者为佳。晒干，生用。

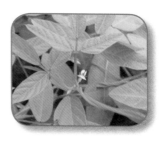

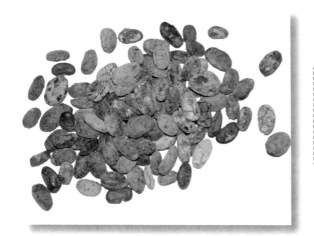

形：椭圆形，略扁，一侧有棕色的条状种脐

色：黑色

气味：气微香，味微甜

【性味功效】苦、辛，平。解肌发表，宣郁除烦。内服煎汤 6 ～ 12g。

【功用特点】本品发汗之力颇为平稳，有"发汗不伤阴"之说，故对外感风寒、风热或温病初起，发热头痛均可应用；又可宣散邪热除烦。

【验方精选】

1. 痔漏：淡豆豉、槐子等份。为末。每服 3g，水煎空腹服。

2. 疟疾腹胀，寒热，遍身痛：淡豆豉 15g，槟榔 1.5g。水煎服，得吐即愈。

【注意事项】胃虚易泛恶者慎服。

第二章　清热药

一、清热泻火药

石膏（矿石）

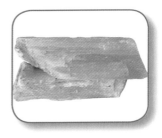

来源于硫酸盐类矿物硬石膏族石膏，主含含水硫酸钙（$CaSO_4 \cdot 2H_2O$）。分布极广，几乎全国各省区均有蕴藏。随时采挖，以块大，色白，质松，纤维状，无杂质者佳。打碎生用或煅用（$CaSO_4$）。

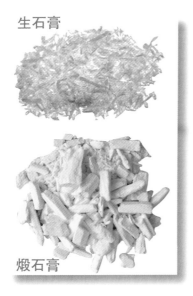

生石膏

煅石膏

> **形**：纤维状集合体
> **色**：白色或灰白色，纵断面有绢丝样光泽

【性味功效】辛、甘，大寒。生用：清热泻火，除烦止渴。煅用：敛疮生肌，收湿，止血。生石膏煎服，15～60g，宜先煎；煅石膏宜外用，研末撒敷患处。

【功用特点】本品生用，辛以解肌退热，寒能清热泻火，甘可除烦止渴，为清泻肺胃气分实热证的要药，又可清肺热、泻胃火；煅后外用收敛生肌。

【验方精选】发热：石膏120g，麻黄、桂枝各30g，研末，水煎分多次服。

【注意事项】性大寒，脾胃虚弱及阴虚内热忌用或慎用。

知母（根茎）

来源于百合科多年生草本植物知母*Anemarrhena asphodeloides* Bge. 的干燥根茎。主产于河北、山西及东北等地。春秋两季采挖，以秋季采者为佳，以体肥大，质坚硬，断面黄白色者为好。除去茎苗和须根晒干者为"毛知母"，剥去外皮晒干者为"知母肉"。切片入药，生用或盐水炙用。

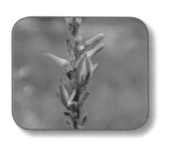

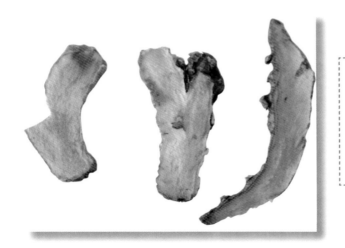

形：长条片状，微弯曲，偶有分枝

色：断面黄白色

味：微甜、略苦，嚼之有黏性

【性味功效】苦，寒。清热泻火，滋阴润燥。内服煎汤6～12g。

【功用特点】本品苦寒，清泻肺、胃、肾三经之火；甘寒质润，养肺、胃、肾三经之阴液；既清气分实热，又清相火退虚热。

【验方精选】

1. 肺痨有热：知母、贝母各3g。研末服。

2. 梦泄遗精：知母、黄柏（去皮）各3g，滑石9g。研末，加水和丸，空腹温酒盐汤送下。

【注意事项】本品性寒质润，"多服令人泄"（《名医别录》），故脾胃虚寒、大便溏稀者忌服。

芦 根（根茎）

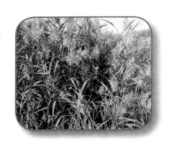

来源于禾本科多年生草本植物芦苇 *Phragmites communis*（L.）Trin. 的新鲜或干燥根茎。分布于我国各地。全年均可采挖，以条粗壮，色黄白，有光泽，无须根，质嫩者为佳。洗净，切段，鲜用或晒干用。

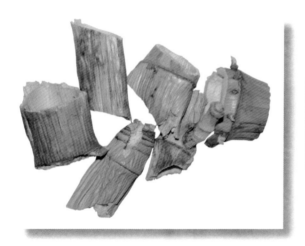

形：短圆柱形，较硬，节间有纵皱纹

色：表面黄白色有光泽，节部显红黄色

【性味功效】甘，寒。清热除烦，透疹解毒。内服煎汤干品15 ～ 30g，鲜品加倍。

【功用特点】本品甘寒质轻，能清透肺胃气分实热，养阴生津除烦，降逆止呕。又可清肺热，利小便。

【验方精选】

1. 咽喉肿痛：鲜芦根适量，捣绞汁，调蜜服。

2. 小儿呕吐，心烦热：鲜芦根1两。先加水煮汁，再加红米适量，于汁中煮粥食。

【注意事项】脾胃虚寒者忌用。

天花粉（根）

来源于葫芦科多年生藤本植物栝楼 *Trichosanthes kirilowii* Maxim. 或双边栝楼 *Trichosanthes rosthornii* Harms 的干燥根。我国南北各地均有分布，以河南产量大，质量优，习称"安阳花粉"。秋冬季采挖。以条均匀，色洁白，粉性足，质坚实，味微苦者为佳。鲜用或切成段、块、片，晒干生用。

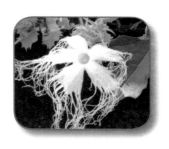

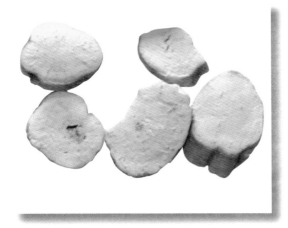

形：类圆形厚片，断面富粉性，可见黄色筋脉点略呈放射状排列

色：外皮黄白色或淡棕黄色，切面白色或黄白色

味：微甜

【性味功效】甘、微苦，微寒。清热生津，润肺化痰，消肿排脓。内服煎汤 10 ～ 15g，不宜与乌头类药材同用。

【功用特点】清肺胃之热，因药性微寒，故清热力弱；甘润又养胃阴，生津止渴，润肺燥；解毒消痈。

【验方精选】

1. 痈未溃：天花粉、赤小豆等份为末，醋调搽。

2. 天疱疮：天花粉、软滑石等份为末，水调搽。

【注意事项】

1. 反乌头。

2. 天花粉有致流产的作用，故孕妇忌服。

3. 单独注射天花粉蛋白制剂，可出现发热，头痛，药疹等反应，有过敏史者慎用；肝肾心功能不良、严重贫血及精神病患者亦应慎用。

淡竹叶（茎叶）

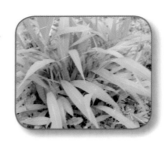

　　来源于禾本科多年生草本植物淡竹叶*Lophatherum gracile* Brongn. 的干燥茎叶。主产于长江流域及南部等地。夏季采收，以色青绿，叶大，梗少，无根及花穗者为佳。晒干，切段生用。

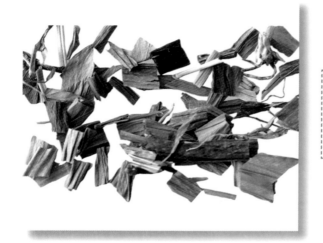

形：不规则小段，叶脉平行，有横向小脉，形成网格状

色：淡绿色或黄绿色

　　【**性味功效**】甘、淡，寒。清热，除烦，利尿。内服煎汤6～9g。

　　【**功用特点**】本品甘寒，清心热除烦，利小便。用治热病烦渴，心火亢盛，口疮；心热下移于小肠的尿淋涩痛。历代方剂中，用竹叶者多，用淡竹叶者少，而近代与此相反，因竹叶用鲜品，贮运不便，而淡竹叶采集、贮运均较方便，形成商品，为此药典只收载了草本淡竹叶。近几十年来，药店配方供药，方中的竹叶、淡竹叶，均配的是草本的淡竹叶。

　　【**验方精选**】咽喉肿痛：淡竹叶30g，栀子根15g。水煎服。

　　【**注意事项**】无实火、湿热者慎服，体虚有寒者禁服。

栀子 (成熟果实)

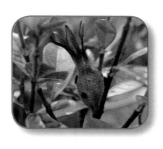

　　来源于茜草科常绿灌木植物栀子*Gardenia jas-minoides* Ellis 的干燥成熟果实。分布于长江以南各地。秋季采收。以个小、完整、仁饱满、内外色红者为佳。 习惯认为浙江产者最佳。生用、炒焦或炒炭用。

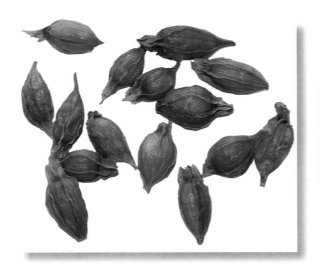

形 ：长卵形或椭圆形，表面有六条翅状纵棱

色 ：红黄色或棕红色

味 ：微酸苦

　　【性味功效】苦，寒。泻火除烦，清热利湿，凉血解毒。内服煎汤6 ～ 9g，外用生品适量。

　　【功用特点】本品善于清泻三焦火邪，泻火除烦；又清热利湿退黄；凉血解毒，消肿止痛。

　　【验方精选】

　　1. 鼻出血：栀子、血余炭。研末，吹入鼻中。

　　2. 火疮未起：栀子仁灰，麻油和匀，涂患处。

　　【注意事项】本品苦寒伤胃，脾虚便溏者不宜用。

夏枯草（果穗）

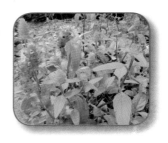

来源于唇形科多年生草本植物夏枯草 *Prunella vulgaris* L. 的干燥果穗。分布于我国各地，主产于江苏、浙江、安徽、河南等地。夏季当果穗半干时采收，以色紫褐，穗大者为佳，去杂质，晒干生用。万般植物，均是春生夏长秋实冬凋，唯有它与众不同，"冬至后生叶，三四月开花，结子作穗，五月便枯"，因其夏至后枯干，故得此名。

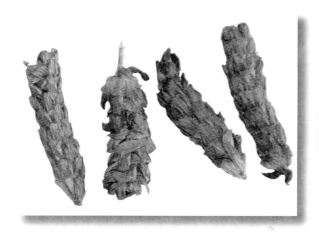

> **形**：呈棒状，叶脉纹明显，有白毛
>
> **色**：淡棕色至棕红色

【**性味功效**】苦、辛，寒。清肝明目，散结解毒。内服煎汤 9 ～ 15g。

【**功用特点**】本品主入肝经，清泄肝火，散郁结，为治疗痰火郁结，瘰疬瘿瘤的要药；本品清肝火，除了治疗肝热目赤外，还可用治高血压病属肝热、阳亢之证者。《本经》将夏枯草列为下品，谓其专治淋巴结核，是治疗瘰疬的专药，亦是世界上最早有记载的一味抗结核药物，于 2000 多年前被载入史册。

【**验方精选**】

1. 甲状腺腺瘤：夏枯草 30g，鲫鱼大者一尾或小者数尾，去鳞，清除内脏后洗净，加水与夏枯草同炖。食鱼及汤。

2. 羊痫风，高血压病：鲜夏枯草 9g，冬蜜 3g。开水冲服。

【**注意事项**】脾胃虚弱者慎用。

决明子（种子）

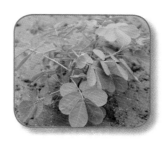

来源于豆科一年生草本植物决明*Cassia obtusi-folia* L. 或小决明*Cassia tora* L. 的干燥种子。主产于安徽、广西、四川、浙江、广东等地，南北各地均有栽培。秋季采收，以颗粒均匀、饱满、色绿棕者为佳。晒干，打下种子，生用或炒用，捣碎入药。

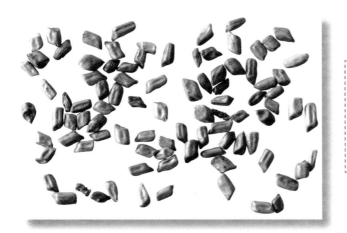

> **形**：菱方形或短圆柱形
>
> **色**：绿棕色或暗棕色
>
> **味**：微苦

【性味功效】甘、苦、咸，寒。清热明目，润肠通便。内服煎汤 9 ～ 15g。

【功用特点】本品寒清，苦泄，主入肝经长于清肝明目，且甘咸入肾兼益阴，凡肝热目赤，肾虚目暗引起的虚实眼病均可应用，故曰决明，实为清肝益肾明目的佳品；种子类富含油脂，又能润肠通便。

【验方精选】

1. 口腔炎：决明子60g。浓煎频频含漱。

2. 小儿疳积：决明子9g。研末，鸡肝1具，捣烂，白酒少许，调和成饼，蒸熟服。

【注意事项】本品可轻泻，便溏泄泻者慎用。

二、清热燥湿药

黄芩（根）

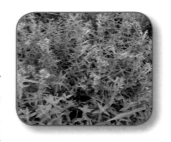

来源于唇形科多年生草本植物黄芩*Scutellaria baicalensis* Georgi 的干燥根。主产于河北、山西、内蒙古、河南及陕西等地。春秋季采挖。以条粗长，质坚实，色黄，除净外皮者为佳。蒸透或开水润透切片。生用、酒炙或炒炭用。

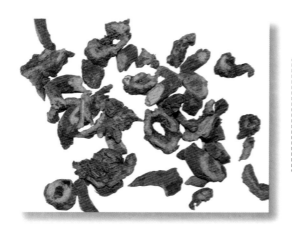

形：不规则片状，断面中央呈枯朽状

色：切面黄色，中间红棕色，枯朽呈暗棕色或棕黑色

味：苦

【性味功效】苦，寒。清热泻火，燥湿解毒，止血，安胎。内服煎汤3～9g。

【功用特点】本品清热燥湿作用在上中下三焦，适用于湿温、暑湿之胸闷痞满，呕吐，湿热泻痢，黄疸。与黄柏、黄连相比作用偏于上中二焦。泻肺火治疗肺热咳嗽及热病烦渴等。兼可解毒、止血、安胎等。

【验方精选】

1. 白癜风：用黄芩粉末，茄蒂蘸搽。

2. 少阳头痛及太阳头痛：片黄芩，酒浸透，晒干并研末。每服0.3g。

【注意事项】本品苦寒伤胃，脾胃虚寒者不宜使用。

黄连（根茎）

来源于多年生草本植物黄连 *Coptis chinensis* Franch.、三角叶黄连 *Coptis deltoidea* C. Y. Cheng et Hsiao 或云连 *Coptis teeta* Wall. 的干燥根茎。以上三种分别习称"味连""雅连"及"云连"。黄连多系栽培，主产于四川、云南、湖北。秋季采挖，干燥，生用或清炒、姜炙、酒炙及吴茱萸水炒用。

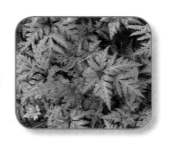

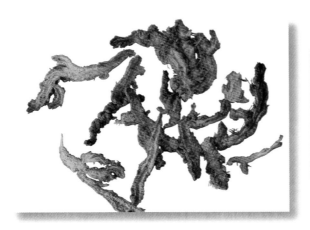

形：长条形片，弯曲，外表面粗糙

色：表面灰黄色或黄褐色，断面鲜黄色或橙黄色

味：极苦

【性味功效】苦，寒。清热泻火，燥湿，解毒。内服煎汤 1 ～ 3g，外用适量。

【功用特点】本品大苦大寒，清热燥湿，泻火解毒之功在黄芩之上，为治疗中焦湿热郁结的主药；并善清心胃实火，兼清肝火；因其解毒力强，尤善解疔毒。

【验方精选】

1. 痔疮：黄连6g，煎膏，加芒硝、冰片各0.3g。敷患处。

2. 赤白痢疾：黄连、黄柏、栀子仁各3g。水煎服。

【注意事项】本品大苦大寒，过服久服易伤脾胃，脾胃虚寒者忌用。苦燥伤津，阴虚津伤者慎用。

黄柏（树皮）

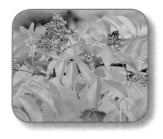

　　来源于芸香科落叶乔木植物黄皮树（川黄柏）*Phellodendron chinense* Schneid. 的干燥树皮。主产于四川、贵州、湖北、云南等地。清明前后剥取树皮，刮去粗皮，晒干压平。以皮厚、皮张均匀，纹细，鲜黄色，无栓皮者为佳。润透切片或切丝，生用或盐水炙、酒炙、炒炭用。黄檗除去栓皮的干燥内皮称关黄柏，同等入药。

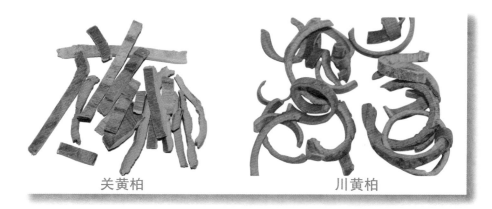

关黄柏　　　　　　　　　　　川黄柏

川黄柏：呈微卷曲的丝状，切面深黄色，味极苦

关黄柏：呈丝状，切面鲜黄色或黄绿色，味苦

　　【性味功效】苦，寒。清热燥湿，泻火除蒸，解毒疗疮。内服煎汤3～12g，外用适量。

　　【功用特点】本品清热燥湿、泻火解毒作用与黄芩、黄连相似，但偏于清泻下焦湿热，且善清肾火退虚热。

　　【验方精选】

　　1. 一切肿毒：黄柏、大黄各等份。研末，用醋调搽。如干加水润之。

　　2. 血痢：黄柏、黄连各12g。酒煎服。

　　3. 毒热上攻，口中生疮：蜜炙黄柏、细辛各等份。研末，每次用少许，掺于舌上，有涎吐出，以愈为度。

　　【注意事项】本品苦寒，容易损伤胃气，故脾胃虚寒者忌用。

龙胆（根及根茎）

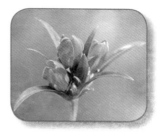

来源于龙胆科多年生草本植物龙胆 *Gentiana scabra* Bge.、三花龙胆 *Gentiana triflora* Pall. 和条叶龙胆 *Gentiana manshurica* Kitag. 或滇龙胆 *Gentiana rigescens* Franch. 的干燥根及根茎。我国各地均有分布，以东北产量最大，故习称"关龙胆"。春秋季采挖，晒干。以根条粗大饱满、顺直，根上部有环纹，色黄或黄棕，质柔软，味极苦者为佳。切段，生用。

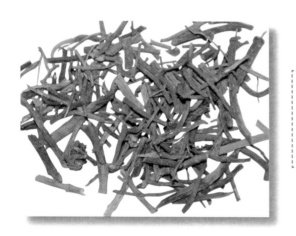

形：细圆柱形碎段，切面中心有隐现的筋脉点

色：黄白色或淡黄棕色

味：极苦

【性味功效】苦，寒。清热燥湿，泻肝胆火。

【功用特点】本品苦寒，清下焦湿热，泻肝胆实火，因其泻肝火力强，故还可用治肝经热盛，热极生风抽搐。

【验方精选】带状疱疹后遗神经痛：龙胆泻肝汤加减，连服一个月。

【注意事项】脾胃虚寒者不宜用。阴虚津伤者慎用。

秦皮（枝皮或干皮）

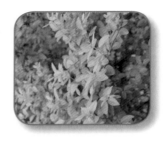

　　来源于木犀科落叶乔木植物苦枥白蜡树*Fraxinus rhynchophylla* Hance、白蜡树*Fraxinus chinensis* Roxb.、尖叶白蜡树*Fraxinus szaboana* Lingelsh.或宿柱白蜡树*Fraxinus stylosa* Lingelsh.的干燥枝皮或干皮。产于吉林、辽、河北等地。春秋两季剥取干皮，晒干。以条长、整齐，外皮薄而光滑，成筒状者为佳。生用。

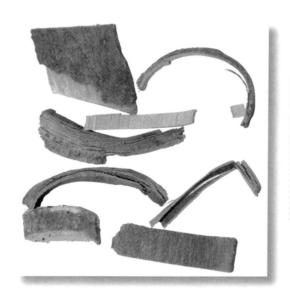

> **形**：长短不一的丝条状，外表面稍粗糙
>
> **色**：外表面灰褐色或灰黑色，有浅色斑点；内表面黄白色或棕色，有光泽，切面黄白色
>
> **味**：苦

　　【性味功效】苦、涩，寒。清热燥湿，收涩止痢，止带，明目。煎服，6 ～ 12g。外用适量，煎洗患处。

　　【功用特点】本品清下焦湿热，解毒，止痢，止带。故可以治疗湿热泻痢，里急后重，湿热下注带下。兼清肝火，明目退翳，可治疗肝经风热、目赤生翳。

　　【验方精选】小儿细菌性痢疾：秦皮水煎服。

　　【注意事项】脾胃虚寒者忌用。

苦参（根）

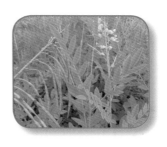

来源于豆科多年生落叶亚灌木植物苦参 *Sophora flavescens* Ait. 的干燥根。我国各地均有分布。春秋季采收，切片晒干。以整齐，断面色黄白，味苦者为佳。生用。

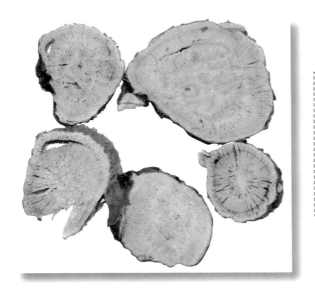

形：类圆形厚片，外皮有纵皱纹及横长皮孔，断面纤维性，有放射状纹理及裂隙

色：外皮灰棕色或棕黄色，切面黄白色

味：极苦

【性味功效】苦、寒。清热燥湿，杀虫，利尿。煎服，5～10g。外用适量。

【功用特点】本品清下焦湿热，通利小便，使湿热从小便排出，可治疗胃肠湿热所致泄泻、痢疾，也可治疗湿热便血、痔疮出血以及湿热熏蒸之湿热黄疸；兼有杀虫作用，治皮肤瘙痒、疥癣等。

【验方精选】阴道滴虫病：苦参100g，蛇床子50g，煎水洗患处。

【注意事项】本品苦寒伤胃、伤阴，脾胃虚寒及阴虚津伤者忌用或慎用。反藜芦。

白鲜皮（根皮）

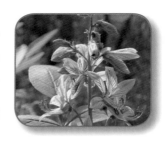

来源于芸香科多年生草本植物白鲜*Dictamnus dasycarpus* Turcz. 的干燥根皮。主产于辽宁、河北、四川、江苏等地。春秋采挖。以卷筒状，无木心，皮厚，块大者为佳。去须根和外部粗皮，纵向剖开，抽去木心，切片，晒干生用。

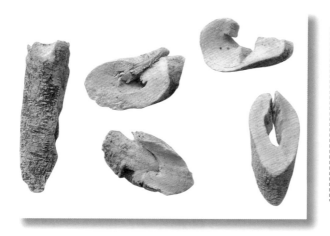

形：圆形厚片，外表面有突起的颗粒状小点

色：外表面灰白色或淡灰黄色，内表面类白色，切面乳白色

气味：有羊膻气，味微苦

【性味功效】苦，寒。清热燥湿，祛风解毒。煎服，3～9g。外用适量。

【功用特点】本品为临床治疗湿热郁滞肌肤所致的皮肤痒疮、湿疹、疥癣常用药，复方配伍，内服外洗均可；可用治疗湿热痹痛。对临床使用大量茵陈蒿未能见效的急性黄疸性肝炎，表现为湿热郁蒸，而致深度黄疸的患者，疗效很好。

【验方精选】手足皲裂：白鲜皮、地骨皮、苦参、甘草各等份，水煎趁热滤出药液，先熏洗患处，待温度适宜时浸泡患处，平时患处外涂甘草油。

【注意事项】虚寒患者慎用。

三、清热解毒药

金银花（花蕾）

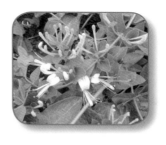

　　来源于忍冬科多年生半常绿缠绕性木质藤本植物忍冬*Lonicera japonica* Thunb. 的干燥花蕾。主产于山东、河南。夏初当花含苞未放时采摘，阴干。以花未开放，花蕾饱满、身干、色青绿微白、有香气者为佳。生用、炒用或制炭使用。

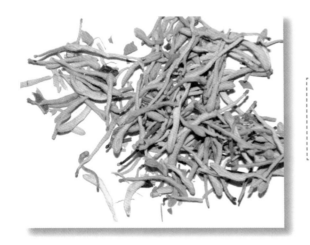

> 形：棒槌状，密被短柔毛
>
> 色：黄白色或白绿色
>
> 气味：气清香，味微苦

　　【性味功效】甘，寒。清热解毒。内服煎汤 10 ～ 30g；外用适量。

　　【功用特点】本品清热解毒作用较强，为治痈肿疔疮阳证的要药（内外痈）；是清热解毒药中的疏散风热药；兼可凉血止痢；露剂可清热解暑。

　　【验方精选】口腔溃疡：金银花 10 ～ 15g，生甘草 3g，开水冲泡，当茶频服。

　　【注意事项】脾胃虚寒及气虚疮疡脓清者忌用。

连翘（成熟果实）

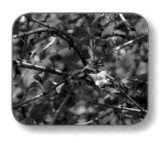

　　来源于木犀科落叶灌木连翘 *Forsythia suspensa* （Thunb.）Vahl 的干燥成熟果实。产于我国东北、长江流域至云南。野生、家种均有。白露前采初熟果实，色尚青绿，称"青翘"。寒露前采熟透果实则为"黄翘"。青翘采得后即蒸熟晒干，筛取籽实作连翘心用。以青翘为佳，青翘以色青绿，无枝梗者为佳；黄翘以色黄，壳厚，无种子，纯净者为佳。生用。

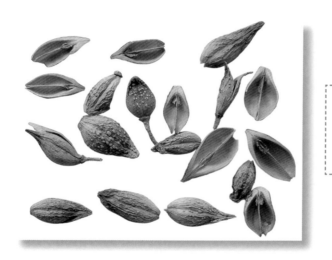

形：长卵形、卵形，稍扁，老翘常自顶端开裂或裂成2瓣

色：绿褐色或褐黄色

　　【性味功效】苦，微寒。清热解毒，消肿散结。内服煎汤 9 ～ 15g，外用适量。

　　【功用特点】本品苦寒，清心火，解毒消痈散结，有"疮家圣药"之称，为治疗瘰疬痰核的良药；又为清热解毒药中的疏散风热药。连翘心清心除烦效佳，多用于热入心包，神昏谵语。

　　【验方精选】

　　1. 过敏性紫癜：连翘12g，红枣30g，水煎服。

　　2. 便秘：连翘去梗洗净曝干，每次15g，沏水或煎沸当茶饮。

　　【注意事项】脾胃虚寒及气虚脓清者不宜用。

蒲公英（全草）

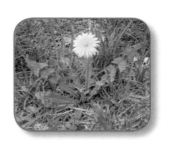

来源于菊科多年生草本植物蒲公英 *Taraxacum mongolicum* Hand. Mazz.、碱地蒲公英 *Taraxacum borealisinense* Kitam. 及其多种同属植物的干燥全草。我国各地均有分布。夏秋季采收，洗净，晒干。以叶多，色灰绿，根完整者为佳。鲜用或生用。

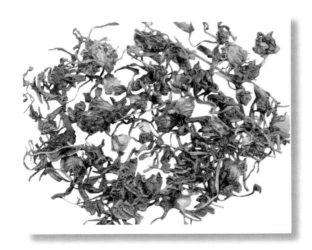

形：皱缩蜷曲

色：叶片绿褐色或暗灰色，花冠黄褐色或淡黄白色

味：微苦

【性味功效】甘、苦，寒。清热解毒，消痈散结。内服煎汤 10 ～ 30g；外用适量。

【功用特点】本品为清热解毒、消痈散结之佳品，治内外痈，兼能通经下乳，又为治乳痈坚硬肿痛的良药；是清热解毒药中的利湿通淋药，治疗湿热黄疸、热淋。

【验方精选】

1. 产妇缺乳：蒲公英 15g，水煎服，每日 1 剂。

2. 慢性胃炎：蒲公英 30g，猪肚 1 个，洗净加水炖烂，分两次食用。

【注意事项】用量过大，可致缓泻。

紫花地丁（全草）

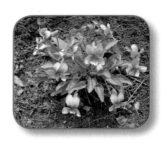

来源于堇菜科多年生草本植物紫花地丁 *Viola yedoensis* Makino 的干燥全草。产于我国长江下游至南部各地。春秋采收洗净鲜用或晒干，以身干，色绿，叶片完整，茎叶及硕果皆生茸毛，无杂质者为佳。切段生用。

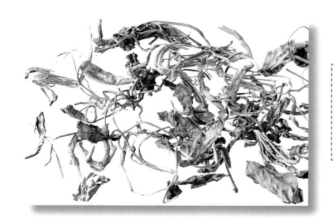

形：皱缩呈团

色：根淡黄棕色，叶灰绿色

味：微苦，稍黏

【性味功效】辛、微苦，寒。清热解毒，散瘀消肿。内服煎汤 15 ～ 25g；外用适量。

【功用特点】本品清热解毒，消痈散结之功与蒲公英相似，尤以治疗毒为其所长，并兼解蛇毒；还可用于肝热目赤肿痛；可单用或复方配伍。

【验方精选】

1. 黄疸内热：紫花地丁研末，酒服9g。

2. 外伤出血：鲜紫花地丁、鲜酸浆草各适量，捣烂，敷患处，用纱布包扎。

【注意事项】体质虚寒者忌用。

野菊花（头状花序）

来源于菊科多年生草本植物野菊*Chrysanthemum indicum* L. 的干燥头状花序。我国各地均有分布。秋冬花初开放时采收，晒干或烘干。以花序类球形，黄色，体轻，气芳香，味苦，嗅之有清凉感为佳。

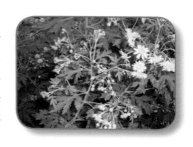

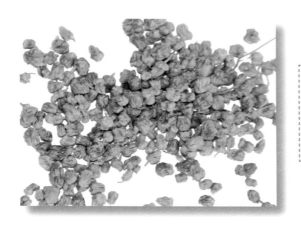

形：类球形，通常被白毛

色：棕黄色；外苞片中部灰绿色或淡棕色

气味：气芳香，味苦

【性味功效】苦、辛，微寒。疏风清热，消肿解毒。内服煎汤 9～15g；外用适量。

【功用特点】本品清热解毒，为治疗痈疽疔疖、丹毒等阳性疮疡的常用药；亦可用于热毒上攻之咽喉肿痛、风火赤眼等症，可单用或复方配伍清热解毒药同用。白菊花、黄菊花、野菊花临床应用相似，但又有不同。一般认为，平肝明目多用白菊花，疏散风热多用黄菊花，清热解毒多用野菊花。

【验方精选】

1.急性化脓性炎症：鲜野菊花及叶30～60g，水煎频服，并外洗或捣烂外敷患处。

2.高血压：野菊花、草决明各15g，泡水代茶饮（对肝热型高血压尤为适合）。

穿心莲（地上部分）

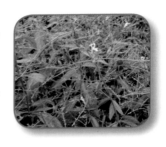

　　来源于爵床科一年生草本植物穿心莲 *Andrographis paniculata*（Burm. f.）Nees 的干燥地上部分。华南、华东、西南地区均有栽培。秋初刚开花时采收。切段晒干。以色绿，无杂质，味苦者为佳。生用或鲜用。

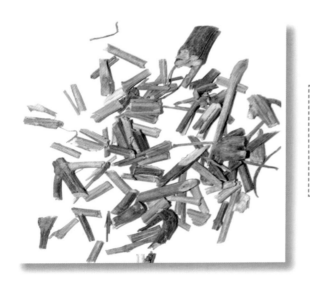

> **形**：茎方柱形
>
> **色**：绿色，切面有白色髓部
>
> **味**：极苦，苦至喉部，经久苦味不减

　　【性味功效】苦，寒。清热解毒，泻火，燥湿。内服煎汤 9～15g；外用适量。

　　【功用特点】本品苦寒降泄，清热解毒，善清肺火，治疗肺热、肺火引起的病证，又能燥湿消肿，治疗痈肿疮毒、蛇虫咬伤、湿热泻痢、淋证、湿疹瘙痒等证。可单用或配伍。

　　【验方精选】

　　1.流感：穿心莲叶每次研末3g，1日2～3次；预防流感，穿心莲叶研细粉，吹入咽喉中，每日1次。

　　2.高血压病：穿心莲叶5～7片，开水泡服，每日数次。

　　【注意事项】煎剂易致呕吐，脾胃虚寒者不宜用。曾有穿心莲片剂、穿心莲注射液引起药疹、过敏性休克乃至死亡的报道，应予注意。

大青叶（叶）

来源于十字花科二年生草本植物菘蓝*Isatis indigotica* Fort. 的干燥叶。主产于江苏、安徽、河北、河南、浙江等地。冬季栽培，夏秋采收，鲜用或晒干生用。以叶大无柄，色暗灰绿者为佳。

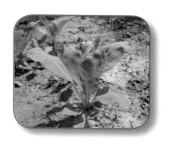

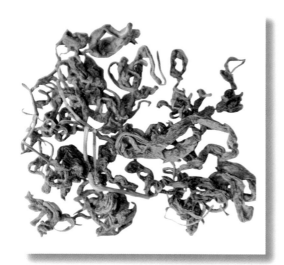

形：皱缩卷曲

色：叶暗灰绿色，叶柄淡棕黄色

味：味微酸、苦、涩

【性味功效】苦，寒。清热解毒，凉血消斑。内服煎汤 9 ～ 15g。

【功用特点】本品味苦大寒，功善清热解毒，咸寒入血分，又以凉血消斑见长，善于清解心胃二经实热火毒；近年常作为抗病毒药物。

【验方精选】

1. 预防流行性感冒：大青叶、贯众各50g。水煎，分2次服。

2. 唇边生疮：大青叶30g，绞取汁，洗患处。

【注意事项】脾胃虚寒者忌用。

板蓝根（根）

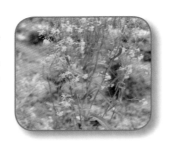

来源于十字花科植物菘蓝 *Isatis indigotica* Fort. 的干燥根。秋季采挖，除去泥沙，晒干生用。以条长粗壮，质坚实者为佳。

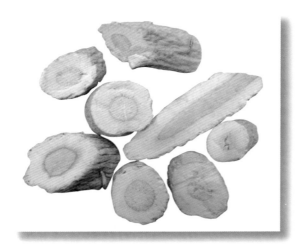

形：类圆柱形斜切片，粗糙

色：浅灰黄色，切面皮部浅棕白色至浅棕色，木部黄色

味：微甜后苦、涩

【性味功效】苦，寒。清热解毒，凉血，利咽。煎服，9～15g。

【功用特点】本品有类似于大青叶的清热解毒凉血之功，而更以解毒利咽散结见长，多用于治疗大头瘟疫（风热瘟毒，侵入肺胃，头面红肿或咽喉肿痛，甚至神昏谵语）、痄腮、喉痹等咽喉部位的热毒证，常与清热解毒药复方配伍，如普济消毒饮（佐）。近年亦常作为抗病毒药物。

【验方精选】扁平疣：板蓝根、大青叶、马齿苋、薏苡仁适量研末，水调糊状外敷。

【注意事项】脾胃虚寒者忌用。

青黛（茎叶加工品）

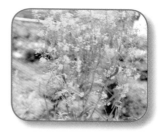

来源于爵床科植物马蓝*Baphicacanthus cusia*（Nees）Bremek.、蓼科植物蓼蓝*Polygonum tinctorium* Ait.、或十字花科植物菘蓝*Isatis indigotica* Fort. 的叶或茎叶经加工制得的干燥粉末或团块。秋季采收以上植物的落叶，加水浸泡，至叶腐烂，叶落脱皮时，捞去落叶，加适量石灰乳，充分搅拌至浸液由乌绿色转为深红色时，捞取液面泡沫，晒干而成。以体轻粉细，色深蓝，能浮于水面，燃烧时，产生紫红色火焰者为佳。

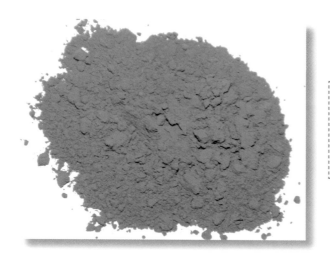

> 形：粉末，体轻，易飞扬
>
> 色：深蓝色
>
> 味：微有草腥气

【性味功效】咸、寒。清热解毒，凉血消斑，清肝泻火，定惊。

【功用特点】本品清热凉血解毒功能与大青叶、板蓝根相似；入肝经而有清肝泻火、息风定惊之功。善治温毒发斑，各种血热妄行之吐血、衄血，咽痛口疮，咳嗽胸痛，痰中带血，暑热惊痫，惊风抽搐。

【验方精选】急性盆腔炎：青黛15g，和以大黄水煎液冲洗阴道，并保留灌肠。

【注意事项】胃寒者忌用。

绵马贯众（带叶柄残基的根茎）

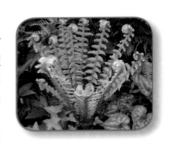

来源于鳞毛蕨科多年生草本植物粗茎鳞毛蕨 *Dryopteris crassirhizoma* Nakai 的干燥带叶柄残基的根茎。主产于辽宁、吉林、黑龙江等地；秋季采挖，洗净、除去叶柄和须根，晒干。以个大，质坚实，叶柄残基断面棕绿色者为佳。切片生用或炒炭用。

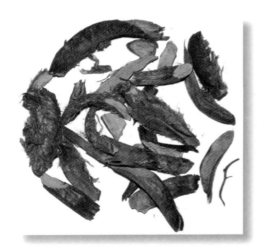

> **形**：叶柄残基近圆柱形，稍弯曲
>
> **色**：暗棕色或棕褐色，切面棕色
>
> **气味**：气特异，味初淡而微涩，渐苦而辛

【**性味功效**】苦、涩，微寒，小毒。清热解毒，凉血止血，杀虫。内服煎汤 5～15g；外用适量。

【**功用特点**】本品苦凉，能清气分血分之热毒，常用于预防流感、麻疹、流脑等传染病。兼有杀虫之功。炒炭凉血止血，善于治疗血热崩漏下血。

【**验方精选**】

1.乳痈、妇人奶痈未成结者：贯众研成细末，外用敷肿处。

2.鼻衄：贯众根研细末，水调服0.9g。

3.钩虫病：生贯众粉，10～16岁每次8g，青壮年15g，50岁以上10g，饭前空腹服，每日2次，5～7日为1疗程。

【**注意事项**】绵马贯众有毒，用量不宜过大。脾胃虚寒者慎用。

鱼腥草（地上部分）

来源于三白草科多年生草本植物蕺菜 *Houttuynia cordata* Thunb. 的地上部分。分布于长江流域以南各省。夏秋季采集，洗净，晒干，生用。以淡红褐色，茎叶完整，无泥土等杂质者为佳。此药因茎叶有鱼腥气，故名。

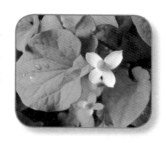

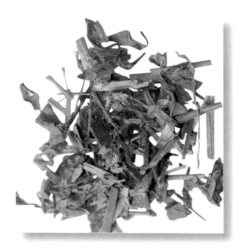

形：叶皱缩，茎折断面纤维性

色：叶暗绿色

气：揉搓后有鱼腥气

【性味功效】辛，微寒。清热解毒，排脓消痈，利尿通淋。内服煎汤 15 ～ 25g；外用适量。

【功用特点】本品以清肺见长，有清热解毒、消痈排脓之效。历代医家主要用之于治疗肺痈、肺脓疡、肺炎、肺癌、慢性气管炎等一系列肺系疾病。为治疗痰热壅肺，发为肺痈，咳吐脓血之要药。兼利尿通淋。

【验方精选】

1.慢性鼻窦炎：鲜品捣烂，绞取自然汁，每日滴鼻数次；另用鱼腥草21g，水煎服。

2.疔疮作痛：鱼腥草捣烂敷之，痛后一二日即愈。

【注意事项】本品含挥发油，不宜久煎。

大血藤（藤茎）

来源于大血藤科落叶木质藤本植物大血藤 *Sargentodoxa cuneata*（Oliv.）Rehd. et Wils. 的干燥藤茎。主产于江西、湖北、湖南、江苏等地。夏秋季采收藤茎，除去枝叶，砍成短节，趁鲜切片，晒干。以条匀，茎粗者为佳。生用。

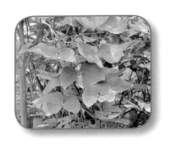

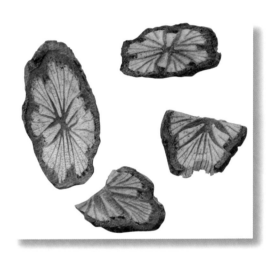

形：类圆形厚片，断面木部向内嵌入，有多数细孔，射线放射状排列

色：皮部红棕色，木部黄白色，射线棕红色

【性味功效】苦，平。解毒消痈，活血止痛，祛风除湿，杀虫。内服煎汤 9～15g。

【功用特点】本品长于清热解毒，消痈止痛，入大肠经，善散肠中瘀滞，为治肠痈腹痛要药。又能活血化瘀，消肿止痛，可以治疗跌打损伤，闭经痛经。

【验方精选】

1. 血崩：大血藤、仙鹤草、茅根各15g。水煎服。

2. 小儿疳积，蛔虫或蛲虫症：大血藤15g，或配红石耳15g，研末，拌红白糖食。

3. 灼伤：大血藤、金樱子根各500g。水煎，敷患处。

【注意事项】孕妇不宜多服。

败酱草（地上部分）

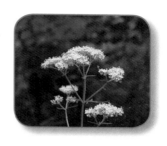

来源于败酱科多年生草本植物黄花败酱 *Patrinia scabiosaefolia* Fisch 或白花败酱 *P. villosa* Juss. 的干燥地上部分。产于长江流域中下游等地。秋季采挖，洗净，阴干。以干燥叶多，气浓为佳。切段，生用。

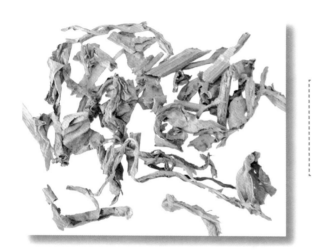

形：茎短圆柱形，有细纵
棱；叶多皱缩、破碎

色：灰黄色或灰绿色

气：特异

【性味功效】苦、辛，微寒。清热解毒，破瘀排脓。内服煎汤 10 ～ 15g；外用适量。

【功用特点】本品辛散苦泄，可治疗内外痈，尤为治疗肠痈的要药；又可活血止痛。

【验方精选】

1．无名肿痛：鲜败酱草 30 ～ 60g，酒水各半煎服，渣捣敷患处。

2．赤白痢疾：鲜败酱草 60g，冰糖 15g，开水炖服。

【注意事项】脾胃虚弱，食少泄泻者忌服。

射干（根茎）

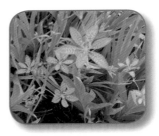

来源于鸢尾科多年生草本植物射干 *Belamcanda chinensis*（L.）DC. 的干燥根茎。主产于湖北、河南、江苏、安徽等地。春秋均可采挖，以秋季采收为佳。除去苗茎须根，洗净，晒干，切片。

【性味功效】苦、辛，寒。有毒。清热解毒，祛痰利咽，消瘀散结。内服煎汤 5～10g；外用适量。

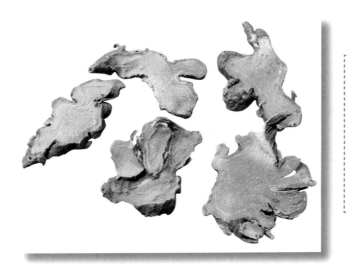

形：不规则薄片，边缘不整齐，皱缩，切面略显颗粒状

色：外皮黄褐色、棕褐色或黑褐色，切面黄色

味：微苦、辛

【功用归经】本品清热解毒，为治疗咽喉肿痛的要药，因其可清肺泻火，降气消痰，利咽，主要用于热痰壅盛咽喉肿痛以及痰盛咳喘。

【验方精选】

1. 腮腺炎：射干鲜根 10～15g，水煎，饭后服，日服 2 次。

2. 关节炎，跌打损伤：射干 90g，入白酒 500g，浸泡 1 周，每次服 15g，每天 2 次。

【注意事项】孕妇忌用或慎用。

山豆根（根及根茎）

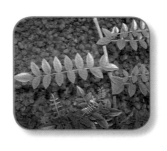

　　来源于豆科蔓生性小灌木植物越南槐（广豆根）*Sophora tonkinensis* Gagnep. 的干燥根及根茎。主产于广东、广西、江西、贵州等地。全年可采，以秋季采挖者为佳。洗净泥土，晒干。以根茎粗大，质坚，味苦者为佳。切片生用。

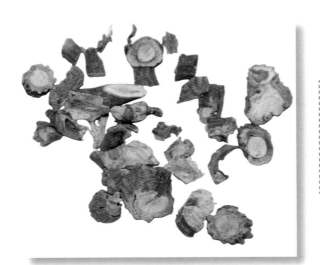

形：不规则结节状

色：外皮棕色至棕褐色，切面皮部浅棕色，木部浅黄色

气味：豆腥气，味极苦

　　【性味功效】苦，寒，有毒。泻火解毒，消肿止痛。内服煎汤 3 ～ 6g。

　　【功用特点】本品大苦大寒，能清泄肺胃之火而解毒利咽消肿，为治疗热毒蕴结，咽喉肿痛的要药，并可治疗胃火牙龈肿痛。

　　【验方精选】

　　1. 齿痛：山豆根一片，含服于痛处。

　　2. 疮癣：山豆根适量，研末，用腊月的猪脂调匀，涂于患处。

　　3. 狗咬、蛇咬：山豆根适量，加水研成粉末，敷于患处。

　　【注意事项】本品大苦大寒，过量服用易引起呕吐、腹泻、胸闷、心悸等副作用，故用量不宜过大。脾胃虚寒者慎用。

白头翁（根）

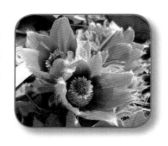

来源于毛茛科多年生草本植物白头翁 *Pulsatilla chinensis*（Bge.）Regel 的干燥根。我国东北、华北及内蒙古均有分布。春秋采挖。除去叶及残留的花茎和须根，保留根头白绒毛，晒干。以条粗长，整齐，外表灰黄色，根头部有白色茸毛者为佳。生用。

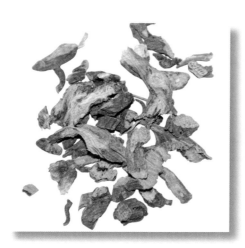

形：不规则结节状，根头有白色毛茸

色：外皮黄棕色或灰棕色，切面外圈黄白色或淡黄棕色，中心淡黄色

味：微苦、涩

【性味功效】苦，寒。清热解毒，凉血止痢，燥湿杀虫。内服煎汤6～15g；外用适量。

【功用特点】本品苦寒降泄，清热解毒，凉血止痢，善于清胃肠湿热及血分热毒而凉血止痢，为治热毒血痢的良药。近年来用本品治疗细菌性痢疾及阿米巴痢疾，均有良好效果。

【验方精选】

1.气喘：白头翁6g，水煎服。

2.小儿秃：每晚取白头翁捣敷，20日愈。

【注意事项】虚寒泻痢忌服。

重楼（根茎）

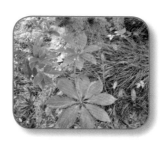

来源于百合科多年生草本植物云南重楼 Paris *polyphylla* Sm. var. *yunnanensis*（Franch.）Hand. - Mazz. 或七叶一枝花 *Paris polyphylla* Sm. var. *chinensis*（Franch.）Hara 的干燥根茎。南北均有，主产于长江流域及南部各地。秋末冬初季采挖，除去须根，洗净，晒干。以根茎粗壮，干燥者为佳。切片生用。

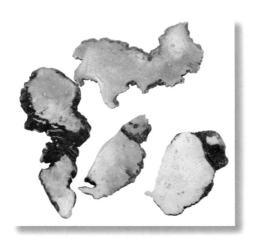

形：椭圆形或不规则厚片，边缘不整齐

色：外皮黄褐色或灰棕色，切面白色至黄白色

味：微苦、辛

【性味功效】苦，微寒，小毒。清热解毒，消肿，定惊。内服煎汤 3～9g；外用适量。

【功用特点】本品清热解毒，消肿止痛，治疗火毒痈肿疔疮之功在蒲公英之上，民间将其作为治疗毒蛇咬伤的常用药，有"蛇医必用"一说；且有凉肝息风定惊之效。

【验方精选】

1.妇人乳结不通、红肿疼痛：重楼9g，水煎，黄酒送服。

2.蛇咬肿毒：重楼3g，续随子7颗（去皮）。研末，酒1g，以唾和少许敷咬处。

【注意事项】体虚、无实火热毒、阴证外疡者及孕妇均忌服。

白花蛇舌草（全草）

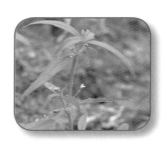

来源于茜草科一年生草本植物白花蛇舌草 *Hedyotis diffusa*（Willd.）Roxb. 的干燥全草。分布于我国长江以南各省。夏秋季采收，洗净，晒干。以干燥，缠绕成团，茎叶灰绿色，叶多者为佳。切段生用。

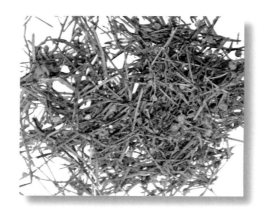

形：常扭曲成团状，叶多破碎，茎中央有白色髓

色：灰绿色至灰棕色

【性味功效】苦、甘，寒。清热解毒，活血消肿，利湿退黄。内服煎汤 15 ～ 30g；外用适量。

【功用特点】本品有较强的清热解毒作用，广泛用于热毒痈肿以及毒蛇咬伤。又有利湿通淋之效，治疗热淋涩痛。

【验方精选】

1. 疔疮痈肿，疮疖肿毒：鲜白花蛇舌草30 ～ 60g，水煎服；另取鲜品与冷饭捣烂，敷患处。

2. 阑尾炎：白花蛇舌草120g，捣碎，榨汁半杯，配以等量的蜜糖冲服。

3. 肠癌，宫颈癌等放射治疗后直肠反应：白花蛇舌草、白茅根各 30 ～ 120g，赤砂糖30 ～ 150g。水煎服。

【注意事项】阴疽及脾胃虚寒者忌用。

土茯苓（根茎）

来源于百合科多年生常绿藤本植物光叶菝葜 *Smilax glabra* Roxb. 的干燥根茎。又称"红土茯苓"。分布于长江流域南部各地。夏秋可采，以秋末冬初采收较好。除去残茎及须根，晒干。或新鲜时切成药片，晒干。以淡棕色，粉性足，纤维少者为佳。生用。

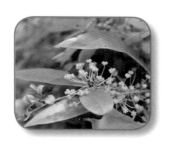

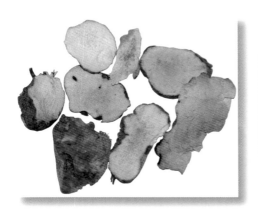

形：不规则或类圆形厚片，外皮粗糙

色：外皮黄棕色，切面深黄色

味：微甜、涩

【性味功效】甘、淡，平。清热除湿，泄浊解毒，通利关节。内服煎汤 15 ～ 60g。

【功用特点】本品解毒除湿，通利关节，解汞毒，为治梅毒、解汞毒的要药。对梅毒或因梅毒服汞剂中毒而致身体拘挛者效果颇佳。近年单用本品或复方配伍预防治疗钩端螺旋体病，均获得了较好的效果。

【验方精选】

1. 黄褐斑：土茯苓100g。水煎分2次服用，2天1次。治疗期间避免日晒。

2. 风湿骨痛，疮疡肿毒：土茯苓500g。去皮，和猪肉炖服。

3. 皮炎：土茯苓60 ～ 90g。水煎，当茶饮。

【注意事项】肝肾阴虚者慎服。忌犯铁器，服时忌茶。

熊胆（胆汁干燥物）

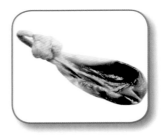

　　来源于脊椎动物熊科棕熊*Ursus arctos* Linnae-us、黑熊*Selenarctos thibetanus* Cuvier 的干燥胆汁。棕熊胆主产于东北、华北地区，陕西、四川、云南、青海、新疆、甘肃等地亦有分布；黑熊胆主产于东北及华北地区。夏秋季猎取为宜，迅速取出胆囊，干燥。去净膜，研细用。以个大，胆仁金黄色，明亮，质松脆，味苦回甜者为佳。

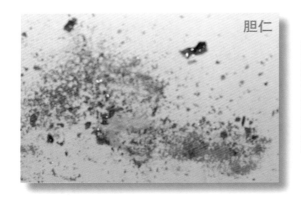

胆仁

> **形**：胆仁呈细小颗粒状
>
> **色**：金黄色、黄绿色或棕黑色
>
> **气味**：气清香，味苦回甜，有钻舌感

　　【**性味功效**】苦，寒。清热解毒，息风止痉，清肝明目。内服，$1 \sim 2.5g$，多作丸、散，不入汤剂。治疗小儿痰热惊痫，可用竹沥化服；治子痫，可单用本品温开水化服。外用适量。

　　【**功用特点**】本品清热解毒，主入肝经，长于清肝明目，息风止痉。

　　【**验方精选**】带状疱疹：熊胆1g加生理盐水50mL，外涂患处。

　　【**注意事项**】脾胃虚寒者忌服。

四、清热凉血药

地黄（块根）

来源于玄参科多年生草本植物地黄*Rehmannia glutinosa* Libosch. 的新鲜或干燥块根。主产于河南、河北、内蒙古及东北。大部分地区有栽培。秋季采挖。以个大，体重，断面乌黑油润，味甜者为佳。河南怀庆产者为道地产品。鲜用或干燥切片生用。

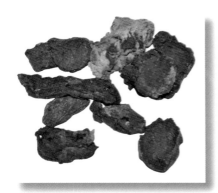

> **形**：不规则厚片
> **色**：切面灰黑色或棕黑色，微有光泽
> **味**：微甜

【性味功效】甘，寒。清热凉血，养阴生津。内服煎汤10～30g；外用适量。

【功用特点】本品苦寒清热，甘寒质润养阴，入营分、血分，故为清热凉血、止血、养阴生津之要药。鲜生地大寒，作用与干地黄相似，滋阴之力稍逊，但清热生津，凉血止血之力较强，主用于温热时疫，血中火毒热炽而狂热谵语等症。

【验方精选】

1. 喉闭：生地黄汁40mL，蜜60mL，微火煎之，取40mL，稍稍含之。

2. 伤寒心热，口舌生疮：生地黄汁60mL，蜜100mL，慢火煎稠。每服半匙，含化，不拘时。

【注意事项】本品性寒而滞，脾虚湿滞、腹满便溏者，不宜使用。

玄参（根）

来源于玄参科多年生草本植物玄参*Scrophularia ningpoensis* Hemsl. 的干燥根。产于长江流域及陕西福建等地。野生家种均可。立冬前后采挖，反复堆晒至内部色黑，晒干。以根条肥大，皮细，体重质坚，芦头修净，断面乌黑柔润者为佳；切片生用。

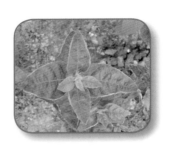

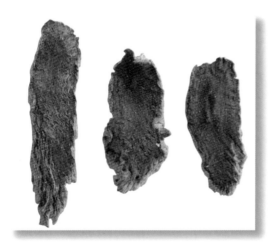

形：不规则长片状，有纵沟纹和须根痕，边缘曲折不齐

色：外皮灰褐色，微有光泽

气：有焦煳气

【性味功效】甘、苦、咸，微寒。凉血，滋阴降火，解毒。内服煎汤9～15g；外用适量。

【功用特点】本品与生地同为清热凉血滋阴药；咸能软化结块，又可解毒散结，故可治疗咽喉肿痛（以阴虚火旺引起者为佳）、瘰疬痈疮。

【验方精选】

1. 鼻中生疮：玄参水浸软，塞鼻中，或研末涂之。

2. 夜卧口渴喉干：玄参两片含口中，即生津液。

【注意事项】本品性寒而滞，脾胃虚寒、食少便溏者不宜服用。反藜芦。

牡丹皮（根皮）

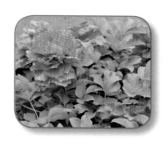

来源于毛茛科多年生落叶小乔木植物牡丹 *Paeonia suffruticosa* Andr. 的干燥根皮。主产于山东、安徽等地。秋季采收，晒干。以条粗长，皮厚，断面色白，粉性足，结晶物多，香气浓者为佳。生用或炒用。

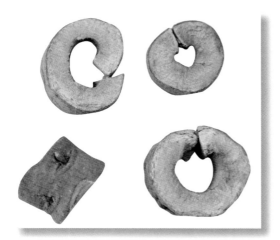

> **形**：圆形或卷曲的薄片，有皮孔
>
> **色**：外皮褐色、灰色或紫棕色，对光有发亮的结晶体，切面粉红色
>
> **气味**：气芳香，味微苦涩

【性味功效】苦、辛，微寒。清热凉血，活血散瘀。内服煎汤 6 ～ 12g。

【功用特点】本品苦寒清热凉血，辛散活血化瘀，故凉血不致瘀滞，散瘀不致妄行，适用于血热、血瘀之证；又善于清透阴分伏热，退虚热，治疗无汗骨蒸（恐其辛散太过）。

【验方精选】过敏性鼻炎：牡丹皮 9g，水煎服，连服 10 天为 1 疗程。

【注意事项】血虚有寒，月经过多及孕妇不宜用。

赤芍（根）

来源于毛茛科多年生草本植物芍药 *Paeonia lactiflora* Pall. 或川赤芍 *Paeonia veitchii* Lynch野生品的干燥根。主产于内蒙古等地。春秋季采挖，晒干。以根条粗长，外皮易脱落，皱纹粗而深，断面白色，粉性大者为佳。切片生用或炒用。

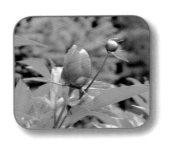

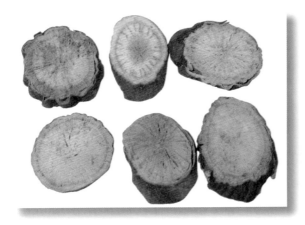

> 形：椭圆形薄片，切面中心有放射状纹理
>
> 色：切面粉白色或粉红色，外皮灰褐色

【性味功效】苦，微寒。清热凉血，散瘀止痛。内服煎汤，6～12g。

【功用特点】本品清热凉血散瘀止痛作用与牡丹皮相似，用治血热、血瘀之证；又可清肝明目。

【验方精选】

1.衄血不止：赤芍粉末，水冲服6g。

2.肠风下血：赤芍30g，瓦上烧存性，研末，温酒调服6g。

【注意事项】血寒经闭不宜用。反藜芦。

紫草（根）

来源于紫草科多年生草本植物新疆紫草 *Arnebia euchroma*（Royle）Johnst. 或内蒙紫草 *Arnebia guttata* Bunge 的干燥根。主产于辽宁、湖南、湖北、新疆等地。春秋季采挖，除去茎叶，晒干。以表面色紫红，质软，断面白心小者为佳。润透切片用。

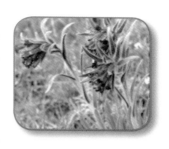

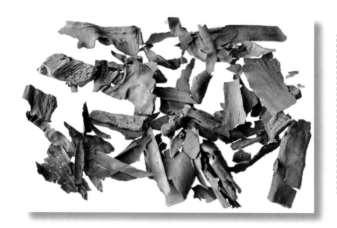

形：不规则圆柱形切片或条形片状，切面木部小

色：紫红色或紫褐色，切面黄白色或黄色

气味：气特异，味微苦、涩

【性味功效】甘，寒。清热凉血，活血，解毒透疹。煎服，5～9g。外用适量熬膏或油浸液涂擦。

【功用特点】本品主入肝经血分，擅长于凉血活血，解毒透斑疹，配伍用治血热毒盛，斑疹紫黑，解血分热毒而透疹。也可油浸或熬膏外敷治湿疹、烫伤、疮疡。

【验方精选】玫瑰糠疹：紫草、甘草水煎服。

【注意事项】本品性寒而滑，有轻泻作用，脾虚便溏者忌服。

水牛角（角）

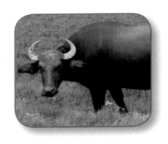

来源于牛科动物水牛*Bubalus bubalus* Linnaeus 的角。主产于华南、华东地区。劈开，用热水浸泡，捞出，镑片，晒干生用。以无病成熟之牛，角较大者为佳。

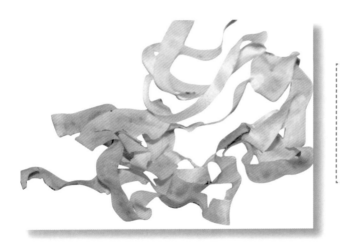

形：纵切面可见细长棱形纹理

色：表面淡灰白色、淡灰黄色或灰褐色，有微细灰棕色色素颗粒

【**性味功效**】咸，寒。清热凉血，解毒，定惊。15～30g，锉碎先煎；亦可锉末冲服。

【**功用特点**】本品入血分，清心肝胃三经之火，而有凉血解毒之功。与犀角功能相近，沿用已久，以之代犀角，治疗温热病和小儿热病，效果良好，但用量宜大（约为犀角的8～10倍）。

【**验方精选**】过敏性紫癜：水牛角、生地黄、赤芍、牡丹皮适量，水煎服，水牛角先煎半小时以上，每日1剂，重症2剂。

【**注意事项**】脾胃虚寒者不宜用。

五、清虚热药

青蒿（地上部分）

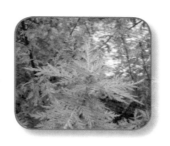

来源于菊科一年生草本植物黄花蒿*Artemisia annua* L. 的干燥地上部分。全国各地均有分布。夏秋季采收。以质嫩，色绿，气清香者为佳。阴干，切段入药。

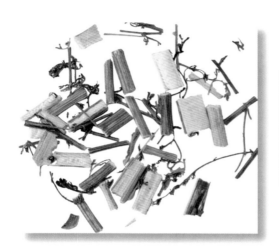

> **形**：茎呈圆柱形，有纵棱线，中部有髓，叶卷缩破碎
>
> **色**：茎黄绿色或棕黄色，叶暗绿色或棕绿色
>
> **气**：微香

【**性味功效**】苦、微辛，寒。清热解暑，除蒸，截疟。内服煎汤6～12g。

【**功用特点**】本品清泻肝胆及血分之热，使热邪由阴分透出阳分，故有清虚热，除骨蒸，解暑之功效；治疟疾寒热，既有退热功效，又能抑制疟原虫发育，为治疗疟疾的良药。

【**验方精选**】

1. 鼻中衄血：青蒿捣汁服之，并塞鼻中。

2. 牙齿肿痛：青蒿一握，煎水漱之。

3. 蜂螫人：嚼青蒿敷之。

【**注意事项**】脾胃虚弱、肠滑泄泻者忌服。

地骨皮（根皮）

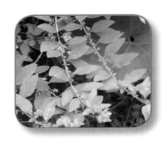

来源于茄科落叶灌木植物枸杞*Lycium chinensis* Mill. 或宁夏枸杞*Lycium barbarum* L. 的干燥根皮。主产于宁夏、甘肃等地。春初或秋后采挖，剥取根皮，晒干。以身干，块大，肉厚，无木心者为佳。切段入药。

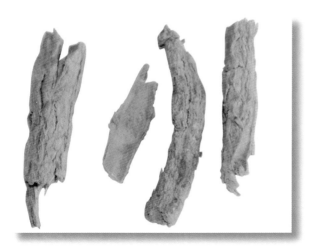

形：筒状、槽状或不规则片状，外皮易呈鳞片状剥落

色：外皮灰黄色或棕黄色

味：微甜而后苦

【**性味功效**】甘、淡，寒。凉血除蒸，清肺降火。煎服，9～15g。

【**功用特点**】本品甘寒清润，清肝肾虚热，除骨蒸，为治疗阴虚血热，骨蒸劳热及盗汗等症的要药；且可凉血止血；清肺降火，又为治疗肺热咳喘所常用。

【**验方精选**】赤眼肿痛：用地骨皮3斤，加水3斗，煮成3升，去渣，放进盐1两，再煮稍时，频用洗眼和点眼。

【**注意事项**】外感风寒发热及脾虚便溏者不宜用。

银柴胡（根）

来源于石竹科多年生草本植物银柴胡*Stellaria dichotoma* L. var. *lanceolata* Bge. 的干燥根。产于宁夏及内蒙古等地。秋后采挖，晒干。以条长，外皮淡黄色，皮细质脆，断面黄白色者为佳。切片生用。

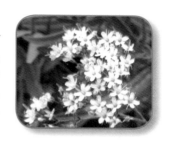

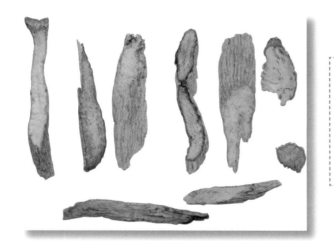

形：类圆柱形斜切片，外皮略有扭曲的纵纹，切面粗糙，中央稍有菊花心

色：外皮黄棕色

味：微甜

【性味功效】甘、苦，凉。清虚热，除疳热。内服煎汤5～10g。

【功用特点】本品清虚热，为治疗阴虚发热、盗汗及骨蒸潮热的佳品，多与地骨皮、青蒿同用，如清骨散；又能消疳积，治疗小儿疳积发热，与健脾消积杀虫药同用。

【验方精选】温病潮热，身体枯瘦，肌肤甲错，不润泽：银柴胡6g，鳖甲9g。水煎温服。

【注意事项】外感风寒，血虚无热者忌用。

胡黄连（根茎）

来源于玄参科多年生草本植物胡黄连 *Picrorhiza scrophulariiflora* Pennell 的干燥根茎。主产于云南、西藏。秋季采挖，晒干。以条粗，折断时有粉尘，断面灰黑色，味苦者为佳。切片生用。

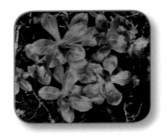

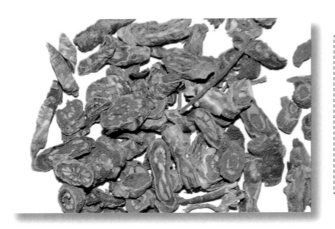

形：不规则圆柱薄片，切面有木质部环状排列

色：外皮深棕褐色，切面灰黑色或棕黑色，木质部白色

味：极苦

【**性味功效**】苦，寒。退虚热，除疳热，清湿热。煎服，1.5 ～ 9g。

【**功用特点**】本品退虚热，除疳热，清湿热。益阴除蒸功效与银柴胡相似，而清热燥湿作用与黄连相近，可治疗湿热泻痢，痔疮肿痛，与黄芩、黄柏等清热燥湿药同用。

【**验方精选**】便秘：胡黄连、枳壳、大黄各15g，火麻仁8g，芒硝6g。将上药研末混匀，以蜂蜜为丸，每服6g，每日2次，米汤送下。

【**注意事项**】脾胃虚寒者慎用。

第三章　泻下药

一、攻下药

大黄（根及根茎）

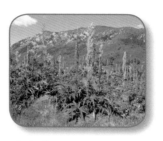

来源于蓼科多年生草本植物掌叶大黄*Rheum palmatum* L.、唐古特大黄*Rheum tanguticum* Maxim. ex Balf. 或药用大黄*Rheum officinale* Baill. 的干燥根及根茎。掌叶大黄和唐古特大黄药材称"北大黄"，主产于青海、甘肃等地。药用大黄药材称"南大黄"，主产于四川。于秋末茎叶枯萎或次春发芽前采挖。

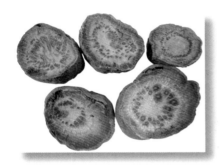

形：类圆形厚片，无外皮，切面颗粒性

色：周边黄棕色至红棕色；切面淡棕色、黄棕色，有锦纹

气味：气清香，味苦，微涩；嚼之黏牙，有沙砾感，唾液染成黄色

【性味功效】苦，寒。泻热通肠，凉血解毒，逐瘀通经。内服煎汤3～30g，外用适量。

【功用特点】本品峻下实热，荡涤肠胃，斩关夺门，故有将军之号，为治疗热结便秘的要药；通过泻下，尚能使体内的火毒热毒下泄，又具有清热泻火、凉血止血、解毒之功；有较好的活血祛瘀作用，为治疗瘀血证的常用药物；兼能清利湿热。

【验方精选】口糜生疮：大黄1两（切如指头大），以蜜煎五七沸，待冷取出。每含1块，咽津。

【注意事项】本品苦寒，易伤胃气，脾胃虚弱者慎用；其性沉降，且善活血祛瘀，故妇女怀孕期、月经期、哺乳期（可引起婴儿腹泻）应忌用。

芒硝（矿物结晶）

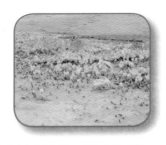

　　来源于硫酸盐类矿物芒硝族芒硝，经加工精制而成的结晶体。主含含水硫酸钠（$Na_2SO_4 \cdot 10H_2O$）。主产于河北、河南、山东、江苏、安徽等省的碱土地区。将天然产品用热水溶解，过滤，放冷析出结晶，统称"皮硝"。取萝卜洗净切片，置锅内加水与皮硝共煮，取上层液，放冷析出结晶，即"芒硝"。以青白色、透明块状结晶，清洁无杂质者为佳。芒硝经风化失去结晶水而成的白色粉末称"玄明粉"（元明粉）。

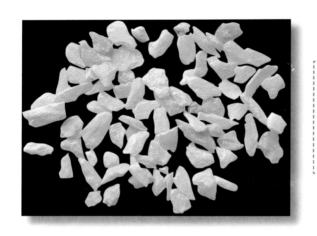

形：棱柱状、长方形、不规则块状或颗粒状

色：半透明或类白色半透明

味：咸

　　【性味功效】咸、苦，寒。10～15g冲入药汁内或开水溶化后服。外用适量。

　　【功用特点】本品除苦寒泻下清热作用外，以味咸软坚为其主要特点，体现在两方面：内服软化燥屎，外用软化坚块。可以治疗积滞便秘、咽痛、口疮、目赤、痈疮肿痛等。

　　【验方精选】沙石淋：芒硝100g，琥珀40g，硼砂20g，共为细末，冲服。

　　【注意事项】孕妇及哺乳期妇女忌用或慎用。

番泻叶（叶）

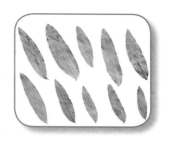

来源于豆科草本小灌木植物狭叶番泻*Cassia angustifolia* Vahl 或尖叶番泻*Cassia acutifolia* Delile 的干燥小叶。前者主产于印度、埃及和苏丹，后者主产于埃及，我国广东、广西及云南亦有栽培。通常于9月采收，晒干。以干燥，叶形狭尖，叶片完整，色绿，枝梗少，无杂质者为佳。生用。

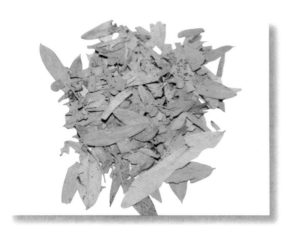

形：卵状被针形或长卵形

色：上表面黄色，下表面浅黄色

味：微苦，稍有黏性

【性味功效】甘、苦，寒。温开水泡服，1.5～3g；煎服，2～6g，宜后下。

【功用特点】本品功效是泻下导滞，大剂量攻下，治疗热结便秘；小剂量缓泻，适用于习惯性便秘及老年便秘。

【验方精选】番泻叶用沸水浸泡后饮服可治疗慢性肾功能衰竭、流行性出血热，并可促进术后肠功能早期恢复。

【注意事项】妇女哺乳期、月经期及孕妇忌用。剂量过大，有恶心、呕吐、腹痛等副作用。

芦荟（叶汁浓缩干燥物）

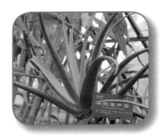

来源于百合科多年生常绿植物库拉索芦荟 *Aloe barbadensis* Miller 叶汁浓缩干燥物。主产于非洲，我国广东、广西、福建等地亦有栽培。全年可采，割取植物的叶片，收集流出的叶汁，置锅内熬成稠膏，倾入容器，冷却凝固后即得。以色墨绿，质脆，有光泽，气味浓，溶于水中无杂质及泥沙者为佳。入丸剂用。

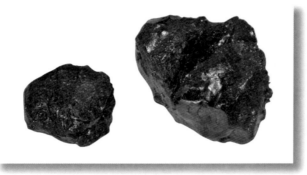

形：不规则团块状

色：棕褐色或墨绿色，断面光滑，有玻璃样光泽

气味：有特异臭气，味极苦

【性味功效】苦，寒。泻下，清肝，杀虫。内服0.6～1.5g，不入汤剂；外用适量。

【功用特点】本品既能泻下通便，又能清肝火，宜用于热结便秘兼肝火旺，烦躁失眠；兼杀虫疗疮。用芦荟的叶汁涂抹在被核辐射灼伤的皮肤上，伤口愈合又快又好，甚至不留痕迹。芦荟除作为胃肠炎、心脏病、高血压、糖尿病、痔疮、刀伤、肝病及癌症的良药外，还成为时髦的高级保健食品，成为千家万户餐桌上的美味佳肴。

【验方精选】癣疮：芦荟、大黄适量，研末敷之。

【注意事项】脾胃虚弱、食少便溏及孕妇忌用。

二、润下药

火麻仁（成熟果实）

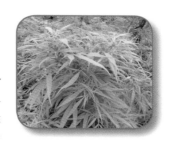

来源于桑科一年生草本植物大麻*Cannabis sativa* L. 的干燥成熟果实。全国各地均有栽培。秋季果实成熟时采收。晒干。以仁色白，籽粒饱满者为佳。生用，用时打碎。

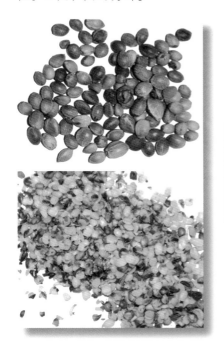

形：扁卵圆形，表面有网状纹理，果皮薄而脆

色：表面灰绿色或稍带灰褐色，有光泽

味：嚼之稍有麻舌感

【性味功效】甘，平。润燥滑肠，利水，活血。内服煎汤 10～15g；外用适量。

【功用特点】本品质润多脂，能润肠通便，且又兼有滋养补虚作用。适合老年人血液枯燥，妇人产后气血不顺所致的便秘。

【验方精选】

1. 白痢：以火麻仁汁煮绿豆，空腹食，极效。

2. 赤游丹毒：火麻仁捣末，水和敷之。

【注意事项】本品不可大量食用，可引起中毒。症状为恶心、呕吐、腹泻、四肢麻木、烦躁不安、精神错乱、昏迷、瞳孔散大等。

郁李仁（种子）

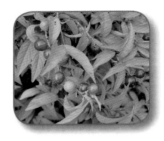

来源于蔷薇科落叶灌木欧李 *Prunus humilis* Bge.、郁李 *Prunus japonica* Thunb. 或长柄扁桃 *Prunus pedunculata* Maxim. 的干燥种子。前两种习称"小李仁"，后一种习称"大李仁"。全国各地均有分布，主产于河北、辽宁、内蒙古等地。秋季果实成熟时采摘，除去果肉，去壳取仁，晒干。以种子饱满充实，整齐不碎，淡黄白色，不泛油者为佳。去皮捣碎生用。

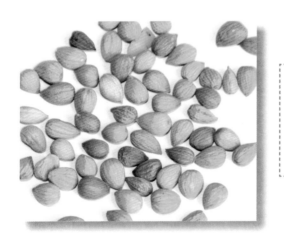

形：呈卵形，顶端尖，基部钝圆，有纵向脉纹，种皮薄，易剥落

色：黄棕色或深棕色

味：微苦

【性味功效】辛、苦甘，平。润肠通便，利水消肿。内服煎汤 6 ～ 9g。

【功用特点】本品润肠通便作用类似火麻仁而较强，且兼可行大肠之气滞，多用于大肠气滞，肠燥便秘。利水消肿，复方配伍用于水肿胀满及脚气浮肿。

【验方精选】积年上气，咳嗽不得卧：郁李仁 30g。用水 200mL，研如杏酪，去滓，煮令无辛气，放温顿服之。

【注意事项】孕妇慎用。

三、峻下逐水药

甘遂（块根）

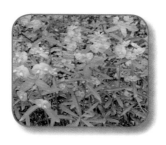

来源于大戟科多年生草本植物甘遂*Euphorbia kansui* T. N. Liou ex T. P. Wang 的干燥块根。主产于陕西、山西、河南等地。秋末或春初采挖。撞去外皮，晒干。以根肥大饱满，色白，粉性足，无纤维者为佳。醋制用。

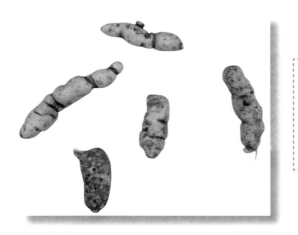

形：连珠状、纺锤形、椭圆形或长圆柱形

色：表面洁白或黄白色

味：微甜、辛，有持久的刺激性辣味

【性味功效】苦，寒，有毒。泻水逐饮，破积通便。内服0.5～1g；外用适量。

【功用特点】本品泻水逐饮，用于水肿、胸腹积水；外用消肿散结可治痈肿疮毒。

【验方精选】

1. 耳暴聋：甘遂末吹左耳，甘草末吹右耳，立效。或甘遂末绵裹，插耳内，口中嚼甘草亦好。

2. 卒肿满，身面皆洪大：甘遂末1g，猪肾1枚，分作7片，入甘遂末炙熟。每日1片。

【注意事项】虚弱者及孕妇忌用。反甘草。

京大戟（根）

来源于大戟科多年生草本植物大戟*Euphorbia pekinensis* Rupr. 的干燥根。主产于江苏、四川、江西、广西等地。秋冬采挖。除去残茎及须根，晒干。以根条均匀，肥嫩，质软无须根者为佳。生用或醋制用。

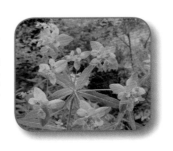

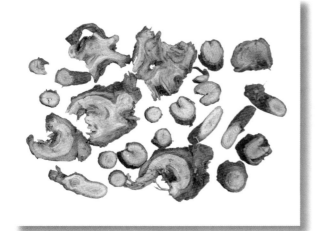

形：不规则厚片，断面纤维性

色：外皮灰棕色，切面棕黄色或类白色

味：微苦、涩

【性味功效】苦、辛，寒，有毒。泻水逐饮，消肿散结。内服煎汤 0.5 ~ 3g；外用适量。

【功用特点】本品泻水逐饮，用于水肿、胸腹积水；消肿散结可治痈肿疮毒，瘰疬痰核。

【验方精选】

1.淋巴结核：京大戟60g，鸡蛋7个，将药和鸡蛋共放砂锅内，水煮3小时，将蛋取出，每早食鸡蛋1个，7天1疗程。

2.牙齿摇痛：京大戟咬于痛处。

【注意事项】虚弱者及孕妇忌用。反甘草。

牵牛子（种子）

来源于旋花科攀援性一年生草本植物裂叶牵牛 *Pharbitis nil*（L.）Choisy 或圆叶牵牛 *Pharbitis purpurea*（L.）Voigt 的干燥种子。表面灰黑色者称"黑丑"，淡黄色者称"白丑"，同等使用。全国大部分地区均产。秋季果实成熟时采收。晒干。以种子粒大饱满、无果皮等杂质者为佳。生用或炒用。

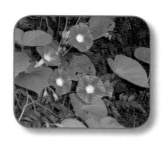

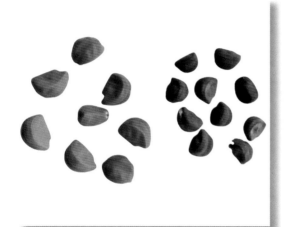

形：三棱状卵形，似橘瓣，断面可见皱缩折叠的子叶

色：灰黑色（黑丑）或浅黄白色（白丑）

气味：辛、苦，有麻舌感

【性味功效】苦、辛，寒。有毒。利水，泻下，消积，杀虫。内服煎汤 3～6g。

【功用特点】本品逐水作用虽较甘遂、京大戟稍缓，但仍属有毒峻下之品。适合治疗水湿停滞，正气未衰者。

【验方精选】肝硬化腹水：牵牛子24g（研末，冲），大黄15g（后下），元明粉12g（冲），枳实9g，水煎服。

【注意事项】孕妇忌用。不宜与巴豆霜同用。

巴豆霜（种仁的加工品）

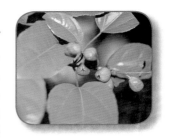

来源于大戟科乔木植物巴豆 *Croton tiglium* L. 的干燥种仁的加工品。主产于四川、广西、云南、贵州等地。秋季果实成熟，尚未开裂时采，晒干，破开果壳，取出种子。以个大，饱满，种仁黄白色者为佳。用仁制霜用。巴豆霜：是取净巴豆仁，碾碎，用多层吸油纸包裹，加热微烘，压榨去油后，碾细，过筛。

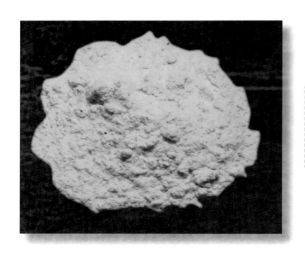

形：粉末状

色：黄白色

味：辛辣

【性味功效】辛，热，大毒。泻下寒积，逐水消肿，祛痰利咽，蚀疮杀虫。内服 0.1～0.3g；外用适量。

【功用特点】本品辛热为峻下冷积的代表药物，张元素喻其有"斩关夺门之功"；并有很强的祛痰逐水退肿作用；炒令烟尽可止泻，外用蚀疮。

【验方精选】小儿痰喘：巴豆1粒，杵烂，绵裹塞鼻，痰即自下。

【注意事项】孕妇及体弱者忌用。畏牵牛。

第四章　祛风湿药

一、祛风湿散寒药

独活（根）

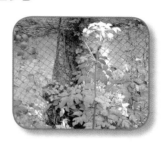

来源于伞形科多年生草本植物重齿毛当归 *Angelica pubescens* Maxim. f. *biserrata* Shan et Yuan 的干燥根。主产于四川、湖北、安徽等地。秋末或春初采挖。晒干。以根条粗壮，油润，香气浓郁者为佳。切片生用。

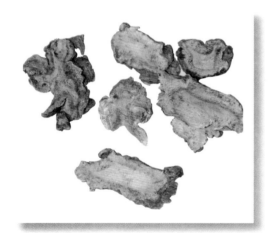

> 形：不规则厚片，断面有菊花纹或空心
>
> 色：外皮黄褐色、棕褐色，切面可见多数黄棕色油点
>
> 气味：有特异性香气，味苦辛，微麻舌

【性味功效】辛、苦，微温。祛风湿，止痹痛，解表。煎服，3～9g。外用适量。

【功用特点】本品为祛风湿药中的解表药，适用于外感风寒夹湿的表证，兼治少阴经伏风头痛；祛风湿止痹痛的特点是性善下行，以下部的腰膝、足关节疼痛属寒湿重者为宜。

【验方精选】失眠：独活30g，朱砂、琥珀各6g，研末装2号胶囊，晚睡前2小时服6粒。

【注意事项】有报道，用独活治疗气管炎时，曾发现服用煎剂有头昏、头痛、舌发麻、恶心呕吐、胃部不适等副作用，但一般不必停药。

威灵仙（根及根茎）

来源于毛茛科攀源性灌木植物威灵仙*Clematis chinensis* Osbeck、棉团铁线莲*C. hexapetala* Pall. 或东北铁线莲*C. manshurica* Rupr. 的干燥根及根茎。前一种主产于江苏、安徽、浙江等地，应用较广。后两种部分地区应用。秋季采挖，除去泥沙，晒干。以条匀，皮黑，质坚，断面肉白者为佳。生用。

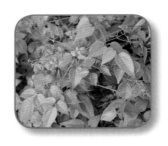

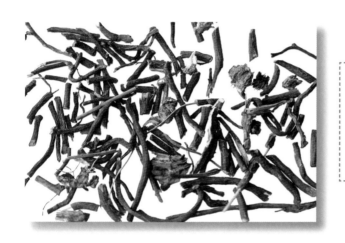

形：细条形小段，断面有空隙，中心圆形或略呈方形

色：外皮棕褐色或棕黑色，切面灰黄色，中心黄白色

【性味功效】辛、咸，温，小毒。祛风除湿，通络止痛。内服煎汤6～9g；外用适量。

【功用特点】本品祛风湿特点是辛散温通，性猛善走，通行十二经脉，为治疗风湿痹痛的要药。凡风湿痹痛、麻木不仁，无论上下皆可应用；本品味咸软坚为祛风湿药中的消骨鲠药。

【验方精选】

1. 风湿瘫痪：甘草、威灵仙各500g，煎水放温后浸洗。

2. 骨鲠：威灵仙36g，砂仁30g，砂糖适量，水煎服。

3. 破伤风、刀伤、跌打损伤：威灵仙15g，独头蒜1枚，香油少许。捣烂，热酒调敷。

【注意事项】气血亏虚及孕妇慎服。

川乌（母根）

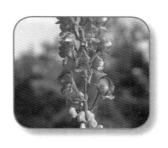

来源于毛茛科多年生草本植物乌头 *Aconitum carmichaeli* Debx. 的干燥母根。主产于四川、云南、陕西、湖南等地。夏、秋季采挖，晒干。以个大，肥满，质坚实，无空心，无残根及须根者为佳。生用或制后用。

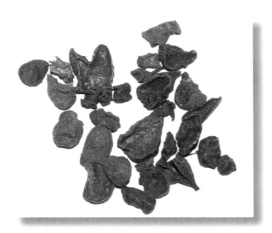

形：不规则纵切片、长三角形片状，切面角质状，有斜向条纹，中间有空洞

色：切面黑褐色

味：微有麻舌感

【性味功效】辛、苦，温，有大毒。煎服，1.5 ～ 3g；宜先煎、久煎。外用，适量。一般制后用，生品内服宜慎。

【功用特点】本品有大毒，内服需炮制用。有较强的祛风除湿，散寒止痛作用，尚可治疗诸寒疼痛。因止痛作用较强，可作麻醉用药。

【验方精选】疥疮：生川乌、生草乌各35g，水煎外洗。

【注意事项】孕妇忌用。反半夏、瓜蒌、天花粉、贝母、白及、白蔹。不宜久服，生品只供外用。

蕲蛇（全体）

来源于蝰科动物五步蛇*Agkistrodon acutus*（Güenther）的干燥全体。主产于湖北、江西、浙江等地。夏、秋季捕捉，剖开腹部，除去内脏，干燥，以黄酒润透去皮骨，切段用。以身干，个大，头尾齐全，花纹斑点明显者为佳。

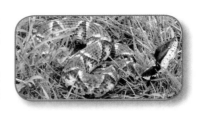

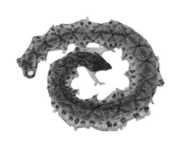 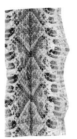

形：圆卷状，可见翘鼻头、方胜纹、佛指甲、连珠斑

色：棕褐色或黑色

气味：气腥，味微咸

【性味功效】甘、咸，温，有毒。祛风，通络，止痉。煎服，3 ～ 9g；研末服，每次1 ～ 1.5g。

【功用特点】本品有毒，善祛风通络，能"内走脏腑，外彻皮肤"，故人体内外风邪皆可用之，如风湿顽痹、麻木拘挛、风中经络口眼歪斜、半身不遂及麻风疥癣等。又为祛风湿药中的定惊止痉药。

【验方精选】坐骨神经痛：蕲蛇、全蝎、蜈蚣等份，研末，每天3g。

【注意事项】有蕲蛇制剂引起过敏反应的报道。

雷公藤（全株）

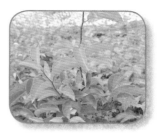

来源于卫矛科植物雷公藤*Tripterygium wilfordii* Hook. f. 的干燥全株。主产浙江、江苏、安徽、福建等地。叶夏季采，花、果实夏秋采。用根者连根拔起，去净泥土，把根与茎分开，放通风处晾干，切段用。花、果实收后，除去杂质，花摘除花柄及蒂，晾干，分类存放。叶以片大、完整、色淡绿；根以质坚，内皮橙黄色，洁净者为佳。

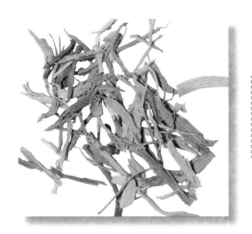

形：片状

色：土黄色或黄棕色

气味：气微特异，味苦、微辛

【性味功效】苦、辛，凉，有大毒。祛风除湿，解毒，杀虫。内服煎汤15 ～ 25g；外用适量。

【功用特点】本品具有祛风湿，活血通络，止痛的作用，长于治疗类风湿性关节炎、风湿性关节炎及坐骨神经痛等；本品以毒攻毒，有杀虫解毒消肿之功。

【验方精选】

1.难治性类风湿性关节炎：雷公藤药酒（相当于每升用16g雷公藤浸泡）10mL，饭后服。

2.头癣：雷公藤新鲜根皮，晒干后磨成细粉，加适量凡士林或醋调匀，涂敷患处。

3.麻风：雷公藤3 ～ 6g，水煎服。

【注意事项】孕妇、体虚弱者忌用。

木瓜（近成熟果实）

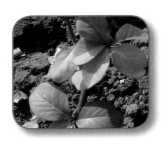

　　来源于蔷薇科落叶灌木贴梗海棠 *Chaenomeles speciosa*（Sweet）Nakai 的干燥近成熟果实。习称"皱皮木瓜"。主产于安徽、四川、湖北等地。夏秋季果实绿黄时采摘，置水中烫至外皮灰白色，对半纵剖后晒干。以肉厚，色紫红，质坚实，味酸者为佳。切片生用。

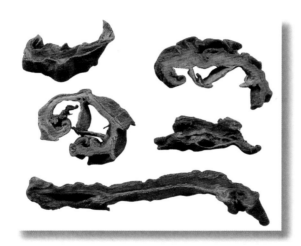

形：类似月牙形或条状薄片，有皱纹，边缘向内卷曲

色：外皮红色或棕红色，切面棕红色

气味：微香，味酸

　　【**性味功效**】酸，温。舒筋活络，和胃化湿。内服煎汤 5 ～ 10g；外用适量。

　　【**功用特点**】本品味酸入肝，益筋与血，故有平肝舒筋活络，缓和肌肉痉挛的作用，为久风顽痹、筋脉拘急之要药；肝平脾胃自和，且性温入脾又能温化湿邪，故有化湿和中之效，以缓吐泻转筋。

　　【**验方精选**】

　　1.荨麻疹：木瓜18g，水煎，分2次服，每日1剂。

　　2.风湿麻木：木瓜泡酒服，每次1小盅，日服2次。

　　【**注意事项**】胃酸过多者不宜用。

二、祛风湿清热药

秦艽（根）

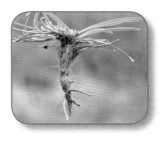

来源于龙胆科多年生草本植物秦艽*Gentiana macrophylla* Pall.、麻花秦艽*G. straminea* Maxim.、粗茎秦艽*G. crassicaulis* Duthie ex Burk. 或小秦艽*G. dahurica* Fisch. 的干燥根。前三种按性状不同分别习称"秦艽"和"麻花艽"，后一种习称"小秦艽"。主产于四川、甘肃、内蒙古、陕西等地。春、秋二季采挖，晒干，去芦头，切片生用。以根条粗大，质坚，体重，肉厚，色棕黄，气味浓厚者为佳。

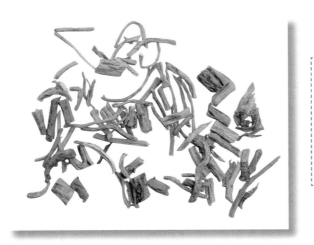

形：类圆柱形，上粗下细，扭曲不直，有纵皱纹

色：黄棕色或灰黄色

气味：气特异，味苦、微涩

【性味功效】辛、苦，平。祛风湿，清湿热，止痹痛。内服煎汤 3 ～ 9g；外用适量。

【功用特点】本品是祛风湿药中的退虚热、利湿退黄药。祛风湿的特点：为风药中的润剂。各种风湿痹痛均可配伍应用。

【验方精选】

1. 尿闭胀痛：秦艽30g，水煎，去渣，分为2份，饭前服。

2. 创伤不愈合：秦艽细末，敷患处。

【注意事项】久病虚弱、便溏者慎服。

防己（根）

来源于防己科多年生木质藤本植物粉防己（防己）*Stephania tetrandra* S. Moore。主产于浙江、安徽、江西、湖北等地。秋季采挖。晒干。以块大，粗细均匀，质坚实，内色白，粉性足者为佳。切片生用。

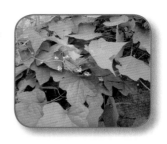

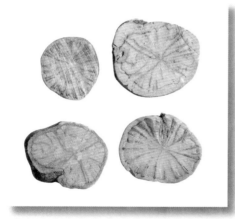

形：类圆形厚片，可见车轮纹
色：切面灰白色至黄白色
味：苦

【性味功效】祛风止痛，利水消肿。内服煎汤 5 ～ 10g。

【功用特点】本品为祛风湿药中的利水消肿药，为治疗湿热痹痛，肢体酸重，关节红肿疼痛的要药。

【验方精选】

1. 遗尿、小便涩：防己、葵子、防风各3g，水煎服。

2. 肺病咳血多痰：防己、葶苈子等量捣粉，糯米煮水调服。

3. 鼻血：防己9g，捣粉。水煎服。

【注意事项】本品大苦大寒，易伤胃气，体弱阴虚，胃纳不佳者慎用。

豨莶草（地上部分）

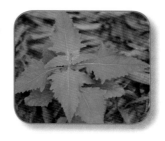

来源于菊科一年生草本植物豨莶*Siegesbeckia orientalis* L.、腺梗豨莶*S. pubescens* Makino 或毛梗豨莶*S. glabrescens* Makino 的干燥地上部分。产于我国大部分地区，以湖南、湖北、江苏等地产量较大。夏、秋季花开前及花期均可采割，除去杂质，晒干。以干燥，茎粗，叶多，枝嫩而壮，花未开放，鲜绿色，洁净者为佳。切碎生用，或加黄酒蒸制用。

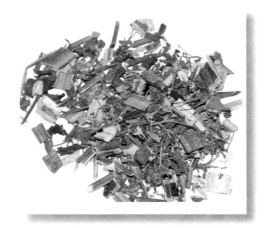

形：茎方柱形，中空；叶多皱缩，卷曲

色：茎断面黄白色或带绿色，叶灰绿色、黄棕色或紫棕色，被灰色柔毛

味：微苦

【性味功效】苦、辛，寒，小毒。祛除风湿，强健筋骨，清热解毒。内服煎汤9 ～ 12g。

【功用特点】生用苦寒，善化湿热，适用于痹证偏于湿热者；酒蒸制后，性微温，适用于四肢麻木，半身不遂；为祛风湿药中的清热解毒药；又可降血压。

【验方精选】

1. 高血压：豨莶草、臭梧桐、夏枯草各9g，水煎服。

2. 神经衰弱：豨莶草、丹参各15g。水煎服。

3. 皮肤疮癣：豨莶草、五爪龙、小蓟、大蒜等份，捣烂，热酒泡，取汁服用。

【注意事项】无风湿者慎服。生用或大剂量用易导致呕吐。

络石藤（带叶藤茎）

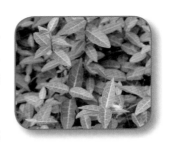

来源于夹竹桃科常绿木质藤本植物络石 *Trachelospermum jasminoides*（Lindl.）Lem. 的干燥带叶藤茎。分布于我国南北各地。主产于江苏、湖北、山东等地。冬季至次春采割。除去杂质，晒干。以身干，条长，叶多，色绿者为佳。切碎生用。

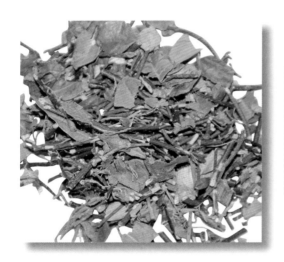

形：茎圆柱形，折断面有白色丝状物，叶革质

色：茎红褐色或灰棕色，叶上表面暗绿色或棕绿色，下表面较淡

味：微苦

【性味功效】苦，微寒。祛风通络，凉血消肿。内服煎汤 5 ～ 12g。

【功用特点】藤如"络"，藤茎类中药一般多能通络。本品可祛风通络，又为祛风湿药中的凉血消肿药。善治风湿热痹，筋脉拘挛，以及喉痹、痈肿、跌扑损伤等。

【验方精选】

1. 白癜风：鲜络石藤、木莲藤捣汁，敷患处。

2. 鼻塞气喘：络石藤60g，水煎，去渣，饮用。

3. 腹泻：络石藤60g，红枣10个，水煎服。

【注意事项】阳虚畏寒、大便溏薄者禁服。

三、祛风湿强筋骨药

五加皮（根皮）

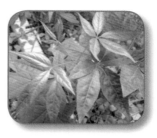

来源于五加科落叶小灌木细柱五加*Acantho-panax gracilistylus* W. W. Smith 的干燥根皮。主产于湖北、河南、安徽等地。夏、秋季采挖。剥取根皮。晒干。以条粗长，皮厚，气香，断面色灰白、无木心者为佳。切厚片生用。

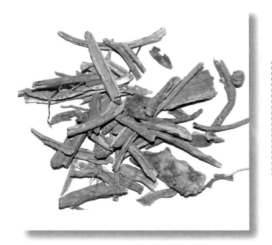

形：不规则厚片，外表面有皮孔及纵皱纹

色：外表面灰褐色，内表面淡黄色或淡黄棕色

味：微苦

【性味功效】辛、苦，温。祛风湿，补肝肾，强筋骨，活血脉。内服煎汤4.5～9g。

【功用特点】本品补肝肾，强筋骨，尤其适宜老人及久病体虚之风湿痹证。也常用于治疗肝肾不足，筋骨痿软，小儿行迟等。为祛风湿药中的利尿药，尚可用于水肿、小便不利。

【验方精选】

1.腰痛：五加皮、杜仲等份为末，温酒送服。

2.肌无力：五加皮、松节、木瓜等份为末，酒调服。

3.水肿脚气：五加皮、猪椒茎叶各15g，煮水泡脚。

【注意事项】阴虚火旺者慎服。

桑寄生（带叶茎枝）

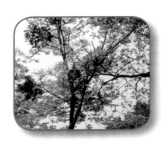

来源于桑寄生科常绿小灌木植物桑寄生 *Taxillus chinensis*（DC.）Danser 的干燥带叶茎枝。主产于广东、广西等地。冬季至次春采割，除去粗茎，切段，干燥或蒸后干燥。以外皮红褐色，枝细嫩，叶多者为佳。生用。

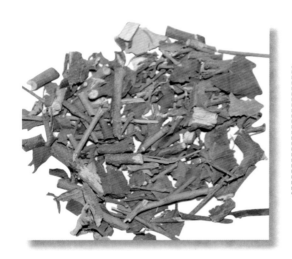

形：茎枝圆柱形，有细纵纹及棕色皮孔，叶革质

色：茎红褐色或灰褐色，断面黄褐色，皮部红棕色，木部色较浅

味：涩

【性味功效】苦、甘，平。补肝肾，祛风湿，安胎。内服煎汤 9 ～ 15g。

【功用特点】本品具有补肝肾，强筋骨，养血而安胎的作用。对于痹证日久，肝肾虚损，腰膝酸软，筋骨无力者尤宜。

【验方精选】

1.尿血所致气虚腰膝无力：桑寄生研末，水煎服。

2.产后乳汁不下：桑寄生30g，捣细，水煎服。

狗脊（根茎）

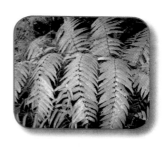

来源于蚌壳蕨科多年生草本植物金毛狗脊 *Cibotium barometz*（L.）J. Sm. 的干燥根茎。产于云南、广西、浙江、福建等地。秋季采挖。以体肥大，色黄，质坚，无空心者为佳。蒸后切片晒干或砂烫用。

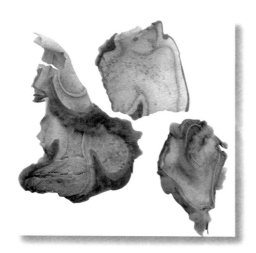

形：不规则长条形或圆柱形纵片，周边不整齐，偶有未去尽的金黄色柔毛，近外皮处有一条凸起的棕黄色木质部环纹或条纹

色：切面浅棕色

【**性味功效**】苦、甘，温。祛风湿，补肝肾，强腰膝。内服煎汤 6 ～ 12g；外用适量。

【**功用特点**】本品主坚脊骨，主要用于治疗脊椎部位的风湿疾病。又可补肾缩尿止带。

【**验方精选**】

1. 老年尿多：狗脊、大夜关门、蜂糖罐根、小棕根各15g。炖猪肉吃。

2. 毒疮、溃疡久不愈合：鲜狗脊加白糖适量，捣敷。

【**注意事项**】肾虚有热，小便不利者禁服。

第五章　化湿药

广藿香（地上部分）

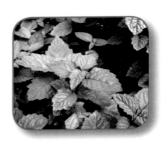

　　来源于唇形科多年生草本植物广藿香*Pogostemon cablin*（Blanco）Benth. 的干燥地上部分。主产于广东。按产地不同分石牌广藿香和海南广藿香。夏秋季枝叶茂盛时采割。以身干，叶多，香气浓厚者为佳。趁鲜切段用，或阴干生用。

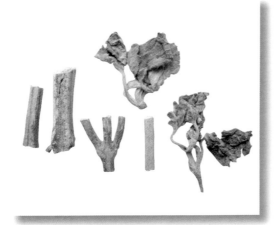

形：茎呈方形，被柔毛，切面中心有白色髓，叶皱缩，被灰白色茸毛

色：茎灰褐色、灰黄或带红棕色，叶灰绿色、灰褐色或浅棕褐色

气味：香气特异，味微苦

　　【性味功效】辛，微温。化湿，止呕，解暑。煎服，3～9g。鲜品加倍。

　　【功用特点】本品芳化湿浊，为治疗湿阻中焦证的要药，并能辛散表邪解暑，治暑湿及湿温初起，又可和中止呕，治疗湿浊呕吐。

　　【验方精选】

　　1. 胃寒呕吐：广藿香、丁香、陈皮、制半夏、生姜各9g。水煎服。

　　2. 妊娠呕吐：广藿香梗、竹茹各9g，砂仁4.5g。水煎服。

　　3. 湿疹，皮肤瘙痒：广藿香茎、叶适量，水煎外洗。

佩兰（地上部分）

来源于菊科多年生草本植物佩兰*Eupatorium fortunei* Turcz. 的干燥地上部分。主产于江苏、河北、山东等地。夏、秋季分两次采割。以身干，叶多，色绿，质嫩，香气浓者为佳。切段鲜用或晒干生用。

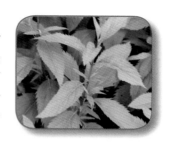

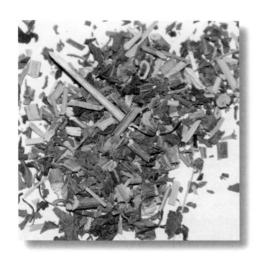

形：茎圆柱形，切面有时中空，叶多皱缩

色：茎黄棕色、黄绿色或略带紫色，叶绿褐色或微带黄色

气味：气芳香，味微苦

【性味功效】辛，平。芳香化湿，醒脾开胃，发表解暑。内服煎汤3～9g；外用适量。

【功用特点】本品芳香化湿、发表解暑作用与藿香相似，因其善除中焦陈腐之气，又多用于治疗脾经湿热，口中甜腻之脾瘅证。

【验方精选】

1.唇疮：佩兰煎水洗患处。

2.牙痛颊肿及出血不止：佩兰150g，煮水，趁热含吐。

【注意事项】阴虚、气虚者慎服。

苍术（根茎）

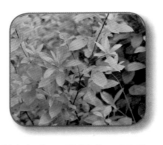

来源于菊科多年生草本植物茅苍术 *Atractylodes lancea*（Thunb.）DC. 或北苍术 *A. chinensis*（DC.）Koidz.的干燥根茎。前者主产于江苏、湖北、河南等地，以产于江苏茅山一带者质量最好，故名"茅苍术"。后者主产于内蒙古、山西、辽宁等地。春秋季采挖，除去泥土、残茎，晒干。一般以个大，质坚实，无毛须，断面有朱砂点（棕红色油腺），香气浓郁者为佳。水或米泔水润透切片，炒微黄用。

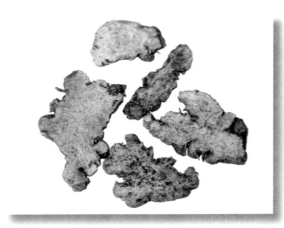

形：不规则厚片，边缘不整齐，切面散有多数朱砂点及白毛状结晶

色：外皮灰棕色，切面黄白色或灰白色

气味：气香特异，味微甜、辛、苦

【性味功效】辛、苦，温。燥湿健脾，祛风散寒，明目。内服煎汤 3～9g。

【功用特点】本品辛散苦燥力强，内燥中焦湿浊以健脾，外祛风湿发汗以解表（内湿、外湿）。风湿痹证湿胜者、外感风寒夹湿尤宜。因富含维生素C，又治夜盲症。

【验方精选】

1.腹泻：苍术60g，花椒30g，做丸，空腹温酒送服。

2.荨麻疹：苍术15g，白皮豇豆30g，水煎服。

3.眼结膜干燥：苍术粉3g，分3次开水冲服。

【注意事项】阴虚内热、气虚多汗者禁服。

厚朴（干皮、根皮及枝皮）

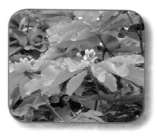

来源于木兰科落叶乔木植物厚朴*Magnolia officinalis* Rehd. et Wils. 或凹叶厚朴*M. officinalis* Rehd. et Wils. var. *biloba* Rehd. et Wils. 的干燥干皮、根皮及枝皮。产于四川、湖北、安徽等地。4～6月剥取，根皮及枝皮直接阴干，干皮置沸水中微煮后堆置阴湿处，"发汗"至内表面变紫褐色或棕褐色时，蒸软取出，卷成筒状，干燥。以皮厚，肉细，油性足，内表面紫棕色而有发亮结晶状物，香气浓者为佳。姜汁制用。

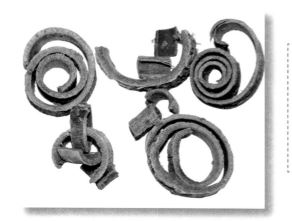

形：卷状，切面外侧颗粒性，内侧富有油性，有时可见发亮的细小结晶

色：外表面灰棕色或灰褐色，内表面紫棕色

气味：气香，味苦带辛辣感

【性味功效】苦、辛，温。燥湿消痰，下气除满。内服煎汤3～9g。

【功用特点】本品行气、燥湿、消积，为消除气滞、湿阻、食积所致脘腹胀满的要药；又可下气消痰平喘，治疗痰饮喘咳。

【验方精选】

1. 腹痛、大便不通：厚朴24g，大黄12g，枳实5枚，水煎温服。

2. 蛔虫：厚朴、槟榔各6g，乌梅2粒。水煎服。

【注意事项】气血虚弱者、孕妇慎用。

砂仁（成熟果实）

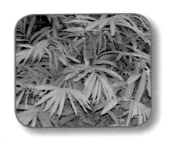

来源于姜科多年生草本植物阳春砂Amomum villosum Lour. 绿壳砂A. villosum Lour. var. xanthioides T. L. Wu et Senjen 或海南砂A. Longiligulare T. L. Wu 的干燥成熟果实。阳春砂主产于我国广东、广西等地。绿壳砂主产于云南西双版纳临沧、思茅、红河、文山等地。海南砂主产于广东、海南岛及湛江地区。以阳春砂质量为优。均于夏秋间果实成熟时采收，晒干或低温干燥。以身干、个大、质坚、仁饱满、种子团棕褐色、油润、香气浓、味辛凉者为佳。打碎生用。

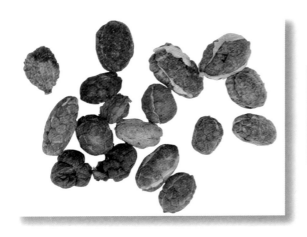

> 形：长圆形，种子呈不规则多面体
>
> 色：棕褐色
>
> 气：香气浓烈

【性味功效】辛，温。化湿行气，温中止泻，安胎。内服煎汤3～6g。

【功用特点】本品对于寒湿气滞，脘腹胀痛等脾胃不和尤其适用；由于其能温中暖胃，故可治疗脾胃虚寒吐泻。兼安胎作用，可治疗气滞妊娠恶阻，胎动不安。

【验方精选】

1.胃腹胀痛：炒砂仁，研末，放入酒中，包煎。

2.脱肛红肿：砂仁、黄连、木贼，研末。取6g，米汤送服。

3.骨鲠：砂仁、威灵仙各4.5g，加适量砂糖，水煎1小时后，含服。

【注意事项】阴虚有热者禁服。

豆蔻（成熟果实）

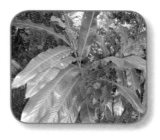

来源于姜科多年生草本植物白豆蔻*Amomun kravanh* Pierre ex Gagnep. 爪哇白豆蔻*A. compactum* Soland ex Maton 的干燥成熟果实。按产地不同分为"原豆蔻"和"印尼白蔻"。主产于東柬埔寨、老挝、越南、斯里兰卡等地。我国云南、广东、广西等地亦有栽培。秋季采收，晒干。以个大，粒饱满，果壳薄而完整，皮色白，气味浓者为佳。捣碎生用。

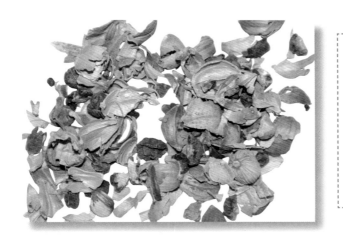

形：类球形，用时捣碎，果皮木质而脆；种子呈不规则多面体

色：果皮外表面乳白色至淡黄色，内表面色淡而有光泽

气味：气芳香，味辛凉，略似樟脑

【性味功效】辛，温。化湿行气，温中止呕。煎服，3 ～ 6g。入丸散为好。入汤剂宜后下。

【功用特点】本品化湿，行脾胃气滞，温中止呕，尤以治疗胃寒湿阻气滞呕吐最为适宜。入肺经，兼治湿温初起。

【注意事项】阴虚血燥者慎用。

第六章　利水渗湿药

一、利水消肿药

茯苓（菌核）

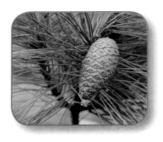

来源于多孔菌科真菌茯苓 *Poria cocos*（Schw.）Wolf 的干燥菌核。多寄生于松科植物赤松或马尾松等树根上。野生或栽培，主产于云南、湖北、四川等地。7～9月采挖。堆置"发汗"后摊开晒干，再行"发汗"，如此反复3～4次，最后晾至全干。以体重坚实，外皮呈褐色而略带光泽，皱纹深，断面白色细腻，黏牙力强者为佳。生用。

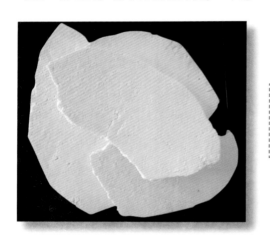

形：不规则厚片，厚薄不一，或方块状，切面颗粒状

色：切面白色，少数为淡棕色

【性味功效】甘、淡，平。利水渗湿，健脾安神。内服煎汤，10～15g。

【功用特点】本品为利水渗湿药中的健脾安神药；因性平，故凡水湿为病，无论寒热虚实均可应用。另外，可以治疗脾虚泄泻，心脾两虚，气血不足的心悸、失眠。

【验方精选】产后尿潴留：茯苓、葱白捣碎敷于气海、关元穴上，上盖热水袋。

【注意事项】虚寒精滑者忌服。

薏苡仁（种仁）

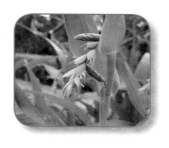

来源于禾本科多年生草本植物薏苡 *Coix lacry-ma-jobi* L. var. *ma-yuen*（Roman.）Stapf的干燥种仁。产于我国大部分地区，主产于福建、河北、辽宁等地。秋季果实成熟时采割植物，晒干，打下果实，再晒干，除去外壳及种皮。以粒大，饱满，色白，完整者为佳。生用或炒用。

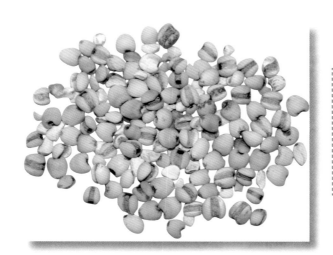

形：宽卵形或长卵圆形，背面圆凸，腹面有一条较宽而深的纵沟

色：乳白色，光滑

味：微甜

【**性味功效**】甘、淡，凉。利湿健脾，舒筋除痹，清热排脓。内服煎汤9 ～ 30g。

【**功用特点**】本品利水渗湿健脾功效与茯苓相似，补脾力弱（不单独作为补脾药应用），对脾虚湿滞者尤宜；又能利湿除痹缓挛急；且性微寒又可清热排脓，治肺痈、肠痈。

【**验方精选**】

1. 水肿气喘：郁李仁60g，研末压油后与薏苡仁煮饭食用。
2. 黄疸：薏苡仁捣汁，和酒服。
3. 鼻中生疮：薏苡仁、冬瓜煎汤当茶饮。

【**注意事项**】脾虚无湿、大便燥结及孕妇慎服。

猪苓（菌核）

来源于多孔菌科真菌猪苓 *Polyporus umbellatus* （Pers）Fries 的干燥菌核。寄生于桦树、枫树、柞树等的腐枯根上。主产于陕西、河北、云南等地。春秋季采挖，去泥沙，晒干。以个大，外皮黑褐色而光滑，断面色白、无黑心空洞，体重质坚者为佳。切片入药。

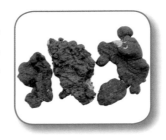

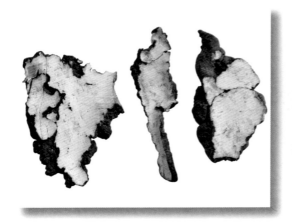

形：类圆形或不规则厚片，外皮皱缩；切面颗粒状

色：外皮黑色、灰黑色或棕黑色；切面类白色或黄白色

【性味功效】甘、淡，平。利水消肿，渗湿。内服煎汤，6～12g。

【功用特点】本品利水渗湿作用强，无补益作用。

【验方精选】急性肠炎：泽泻、白头翁各15g，猪苓9g，车前子6g。水煎服。

【注意事项】无水湿者忌用。

泽泻（块茎）

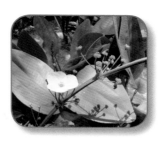

来源于泽泻科多年生沼泽植物泽泻*Alisma orientalis*（Sam.）Juzep. 的干燥块茎。主产于福建、四川、江西等地。冬季茎叶开始枯萎时采挖，洗净，用微火烘干，撞去须根及粗皮，以水润透切片，晒干。以个大，质坚，色黄白，粉性足者为佳。麸炒或盐水炒用。

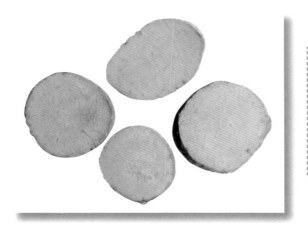

形：圆形或椭圆形厚片，切面细腻而有粉性

色：外皮黄白色，切面浅黄白色，有的有黄色筋脉

味：甜而苦

【性味功效】甘、淡，寒。利水渗湿，泄热通淋。内服煎汤 6 ～ 9g。

【功用特点】本品利水渗湿作用与茯苓相似；善治痰饮眩晕，且性寒能泄肾及膀胱之热，下焦湿热者尤为适宜。

【验方精选】

1. 暑热呕吐、小便不利：泽泻、白术、茯苓各等份，加姜5片，灯心草10根，水煎服。

2. 眼红肿痛：泽泻、黄连各15g，甘草6g，草决明3g。研末，加灯心草汤调服。

3. 鼻疮：泽泻、郁金、栀子、甘草各等份。研末，甘草汤调服。

【注意事项】肾虚所致水肿、泄泻等禁服。

香加皮（根皮）

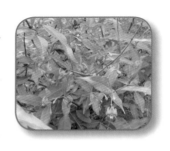

来源于萝摩科植物杠柳 *Periploca sepium* Bge. 的干燥根皮。主产于山西、河南、河北、山东等地。春秋季均可采挖，趁新鲜时以木棒敲打，使根皮与木质部分离，抽去木心，将皮阴干或晒干。以体轻，质脆，条粗，皮厚，呈卷筒状，无木心，香气浓浊，味苦者为佳。生用。

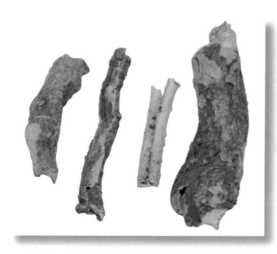

形：卷筒状或槽状，外表面栓皮鳞片状，内表面较平滑

色：外表面灰棕色或黄棕色，内表面淡黄色或淡黄棕色

气味：有特异香气，味苦，稍有麻舌感

【性味功效】辛、苦，温；有毒。利水消肿，祛风湿，强筋骨。内服煎汤 3 ～ 6g。浸酒或入丸散，酌量。

【功用特点】本品有较好的利小便作用，可以治疗水肿。同时可以治疗风湿痹证。

【验方精选】

1. 风湿性关节炎：穿山龙、白鲜皮、香加皮各15g。用白酒泡24小时后日服10mL。

2. 阴囊水肿：香加皮9g，仙人头30g，水煎服。

【注意事项】有毒，服用不宜过量。

二、利尿通淋药

车前子（种子）

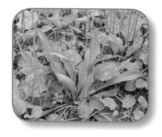

来源于车前科多年生草本植物车前 *Plantago asiatica* L. 或平车前 *P. depressa* Willd. 的干燥种子。前者分布于我国各地，后者分布于北方各省。主产于河北、辽宁、黑龙江等地。夏秋季种子成熟时采收。以粒大，色黑，饱满者为佳。生用或盐水炙用。

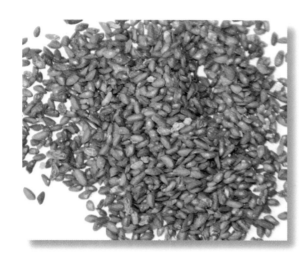

形：卵圆形、不规则长圆形或三角状长圆形，略扁，有细皱纹

色：表面黄棕色至黑褐色

【性味功效】甘，寒。利水通淋，渗湿止泻，明目，祛痰。煎服，9～15g。宜包煎。

【功用特点】本品利水通淋，且可利水湿分清浊而渗湿止泻，治疗暑湿泄泻；又可清肝明目，清肺化痰。

【验方精选】

1. 急性结膜炎：蒲公英30g，菊花9g，薄荷6g，车前子12g，煎服。

2. 急慢性支气管炎：北沙参、车前子各10g，生甘草5g。水煎服，每日2～3次。

滑石（矿石）

来源于硅酸盐类矿物滑石族滑石，主含含水硅酸镁[$Mg_3 \cdot (Si_4O_{10}) \cdot (OH)_2$]，主产于山东、江西、山西、辽宁等地。全年可采。研粉或水飞用。以整洁，色青白，质滑，无杂质者为佳。

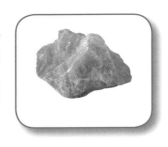

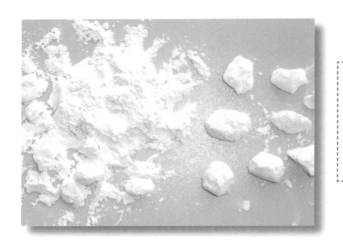

> **形**：块状集合体，呈不规则块状或粉末状
>
> **色**：白色、黄白色或淡蓝灰色，有蜡样光泽

【性味功效】甘、淡，寒。利水通淋，清热解暑，收湿敛疮。煎服，10～20g；宜布包（粉状）。外用适量。

【功用特点】本品是治湿热淋证及夏日暑湿常用之品；外用清热收湿敛疮。

【验方精选】

1. 梦泻遗精：知母、黄柏（去皮）各3g，滑石9g。研末，加水和丸，空心温酒盐汤送下。

2. 天疱疮：天花粉、软滑石等份为末，水调搽。

【注意事项】脾虚、热病伤津及孕妇忌用。

木通（藤茎）

来源于木通科藤本植物木通*Akebia quinata*（Thunb.）Decne、三叶木通*Akebia trifoliata*（Thunb.）Koidz.和白木通*Akebia trifoliata*（Thunb.）Koidz. var. *australis*（Diels）Rehd.的干燥藤茎。主产于陕西、山西、山东等省。秋季采收。晒干。切片，生用。

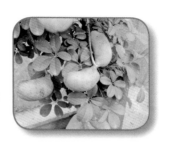

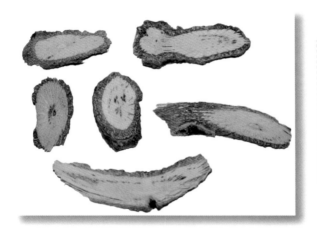

形：圆形厚片，断面有整齐排列的小孔与射线相间呈蜘蛛网状

色：外皮灰黄色或浅棕黄色，断面黄色或黄白色

味：苦

【性味功效】苦，寒；有毒。归心、小肠、膀胱经。泻火行水，通利血脉，煎服，3 ~ 6g。

【功用特点】本品清心火，利小便，对心火上炎，口舌生疮，或心火下移于小肠而致的心烦尿赤等症尤为适用；又可通经下乳。

【注意事项】关木通为马兜铃科东北马兜铃*Aristolochia manshuriensis* Kom.干燥藤茎。大剂量或长期服用可致急性肾功能衰竭，现已停用。注意与木通区别。

瞿麦（地上部分）

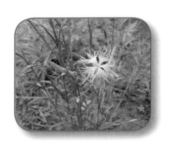

　　来源于石竹科多年生草本植物瞿麦*Dianthus superbus* L. 和石竹 *D. chinensis* L. 的干燥地上部分。分布于全国大部分地区，主产于河北、河南、辽宁、江苏等地。夏秋季花果期采割，干燥，生用。以无根，色青绿，干燥，花未开放者为佳。

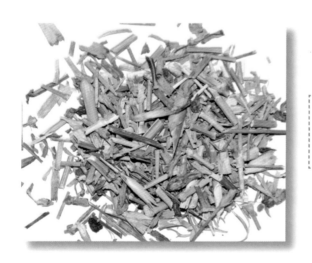

> **形**：茎圆柱形，长短不一，光滑无毛，切面中空
>
> **色**：淡黄绿色或黄绿色

【性味功效】苦，寒。利尿通淋，破血通经。煎服，9～15g。

【功用特点】本品为治疗湿热淋证的要药（热淋、血淋、石淋）；兼活血通经，治疗血热瘀阻之经闭或月经不调。

【验方精选】

1. 外阴糜烂、皮肤湿疮：瞿麦适量，煎水洗，或研细粉撒患处。
2. 食管癌、直肠癌：鲜瞿麦30～60g，水煎服。
3. 经血不通：瞿麦、木通、大黄各60g，水煎温服。

【注意事项】孕妇慎用。

地肤子（成熟果实）

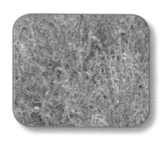

来源于藜科一年生草本植物地肤*Kochia scoparia*（L.）Schrad. 的干燥成熟果实。产于全国大部分地区。秋季果实成熟时割取全株，晒干，打下果实，除去杂质，晒干。以色灰绿、饱满，无枝叶杂质者为佳。生用。

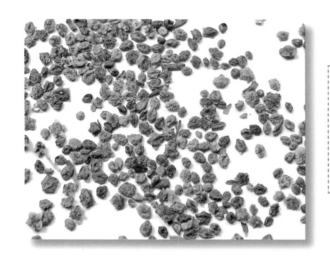

形：扁球状五角星形，外被宿存的花被，种子扁卵形

色：外皮灰绿色或浅棕色，种子黑色

味：微苦

【性味功效】苦，寒。利尿通淋，清热利湿，止痒。煎服，9 ～ 15g。外用适量。

【功用特点】本品清热利湿，止痒，善于治疗皮肤湿疮瘙痒；治热淋涩痛，作用平和，以为佐使。

【验方精选】小儿口疮：莱菔子、白芥子、地肤子各10g。共研细末，将食醋煮沸，待温，和药末调成膏状，涂纱布上，贴患儿两足涌泉穴，胶布固定，每日换药1次。

海金沙（孢子）

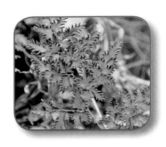

　　来源于海金沙科多年生攀援蕨类植物海金沙 *Lygodium japonicum*（Thunb.）Sw. 的干燥孢子。主产于广东、浙江等地。秋季采收，晒干。以色金黄，细小如沙而得名。以干燥，色黄棕，质轻光滑，能浮于水，无泥沙杂质，引燃时爆响者为佳。生用。

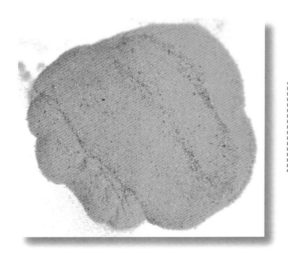

> 形：粉末状，体轻，手捻有光滑感，置手中易由指缝滑落
>
> 色：棕黄色或浅棕黄色

　　【性味功效】甘，寒。清热利湿，通淋止痛。煎服，6 ～ 15g；宜布包。

　　【功用特点】本品功专利尿通淋止痛，尤善止尿道疼痛（石淋、血淋、热淋），为治诸淋涩痛的要药。

　　【验方精选】

　　1.急性尿路感染：海金沙22.5g，滑石15g。煎水，加蜂蜜调服。

　　2.肾炎水肿：海金沙、马蹄金、白茅根各30g，玉米须12g。水煎服。

　　3.痢疾：海金沙、薏苡根各9g。水煎兑白糖服。

　　【注意事项】肾阴亏虚者慎服。

石韦（叶）

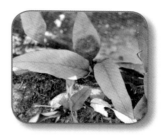

　　来源于水龙骨科多年生常绿草本植物庐山石韦 *Pyrrosia sheareri*（Bak.）Ching 和 石 韦 *P. lingua*（Thunb.）Farwell 或有柄石韦 *P. petiolosa*（Christ）Ching 的干燥叶。各地普遍野生。主产于浙江、湖北、河北等地。四季均可采收。除去根茎及根，晒干。以叶厚，整齐，背面色发红，洁净者为佳。切碎生用。

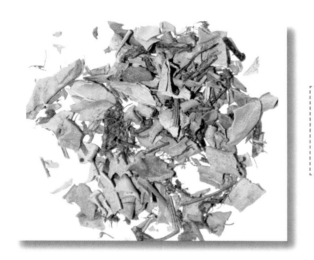

> 形：宽披针形，有叶柄
>
> 色：上面灰绿色，近光滑无毛；下面淡棕色或砖红色

　　【性味功效】苦、甘，微寒。利水通淋，清肺化痰，凉血止血。煎服，6～12g。

　　【功用特点】本品为利尿通淋的常用药，因能凉血止血，尤以血淋涩痛为宜；又可清肺止咳，治疗肺热咳喘。

　　【验方精选】

　　1. 火烫伤：石韦孢子囊群刮下，调蜡烛油敷患处。

　　2. 崩漏：石韦研末，酒调服。

　　3. 放疗和化疗引起的白细胞下降：石韦30g，红枣15g，甘草3g。水煎服。

　　【注意事项】无湿热者慎服。

萆薢（根茎）

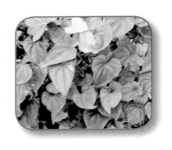

来源于薯蓣科多年生蔓生草本植物绵萆薢 *Dioscorea septemloba* Thunb. 或粉背薯蓣 *Dioscorea hypoglauca* Palibin 的干燥根茎。主产于浙江、湖北、广西等地。春秋季采挖。切片，晒干。以身干，色白，片厚薄均匀者为佳。生用。

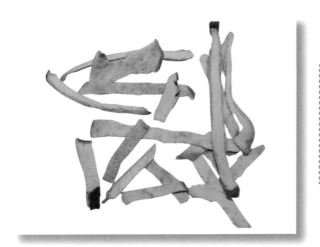

形：不规则薄片或丝条状，外皮不规则；切面粗糙，有筋脉点

色：外皮黄褐色，切面灰白色至浅棕色；筋脉点黄色、棕色

【**性味功效**】苦，微寒。利湿去浊，祛风除痹。煎服，9～15g。

【**功用特点**】本品利湿去浊，为治疗膏淋的要药。又可祛风除湿，治疗风湿痹证。

【**验方精选**】

1. 腰痛：狗脊、萆薢各6g，菟丝子3g。研末，酒服。

2. 尿路感染：玉米须15g，金钱草45g，萆薢30g，水煎服。

【**注意事项**】肾阴亏虚、遗精滑泄者慎用。

三、利湿退黄药

茵陈（地上部分）

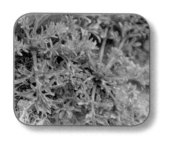

来源于菊科多年生草本植物滨蒿*Artemisia scoparia* Waldst. et Kit. 或茵陈蒿*A. capillaris* Thunb. 的干燥地上部分。分布于我国大部分地区，主产于陕西、山西、安徽等地。春季幼苗高约三寸时采收；或秋季花蕾长成时采割。除去根及杂质，晒干。春季采收的习称"绵茵陈"，秋季采收的习称"花茵陈"，绵茵陈以质嫩，绵软，灰绿色，毛如绒，香气浓者为佳。生用。

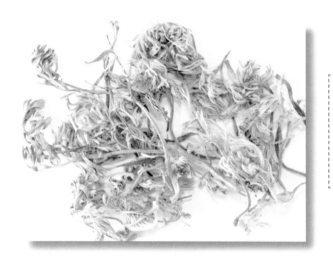

形：卷曲成团或茎呈圆柱形，多分枝

色：灰白色或灰绿色，密被白色茸毛

气味：气清香，微苦

【性味功效】苦，微寒。清热利湿，退黄。煎服，6～15g。外用适量。

【功用特点】本品清利湿热，利胆退黄，为治湿热黄疸之要药。

【验方精选】

1.热病发斑：茵陈60g，大黄、玄参各30g，栀子0.3g，生甘草15g，捣碎，水煎服。

2.风疹瘙痒：茵陈、苦参各150g，水煎洗。

3.大便稀溏色灰：茵陈9g，栀子、黄连各6g，水煎去渣服。

【注意事项】蓄血发黄及血虚萎黄者慎用。

金钱草（全草）

来源于报春花科多年生草本植物过路黄（神仙对坐草）*Lysimachia christinae* Hance 的干燥全草，习称大金钱草。分布于江南各省。夏秋季采收。晒干。以色绿，叶完整，气清香者为佳。切段生用。

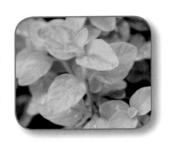

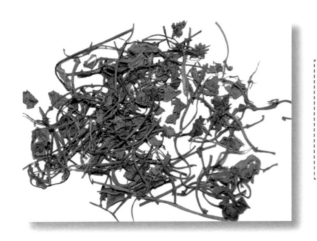

形：缠结成团，多皱缩，展平后呈宽卵形或心形，无毛或被疏柔毛

色：茎表面棕色或暗棕色；叶表面灰绿色或棕褐色，下表面色较浅

【**性味功效**】甘、淡，微寒。利湿退黄，利尿通淋，解毒消肿。煎服，30～60g。鲜品加倍。外用适量。

【**功用特点**】本品除利湿退黄外，可利尿通淋排石，治石淋尤为多用；又能解毒消肿。

【**验方精选**】

1. 尿路感染：玉米须15g，金钱草45g，萆薢30g，水煎服。

2. 湿热黄疸：虎杖、金钱草、板蓝根各30g。水煎服。

虎杖（根茎及根）

来源于蓼科多年生草本植物虎杖*Polygonum cuspidatum* Sieb. et. Zucc. 的干燥根茎及根。产于我国大部分地区。主产于江苏、江西、山东、四川等地。春秋季采挖，除去须根，洗净，趁新鲜切片，晒干。以根条粗壮，内心不枯朽者为佳。生用或鲜用。

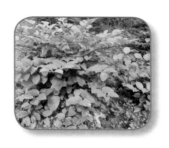

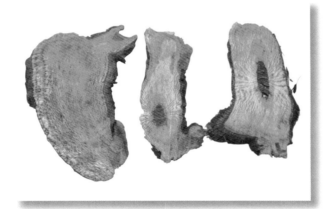

形：不规则厚片，切面皮部薄，易与木部分离；中央有髓，有分隔或呈空洞状

色：切面棕褐色，木部棕黄色

味：微苦、涩

【性味功效】苦，寒。利湿退黄，清热解毒，散瘀止痛，止咳化痰。煎服，9～15g。外用适量。

【功用特点】本品为利胆退黄之良药，可治湿热黄疸，单品煎服即可见效。

【注意事项】孕妇慎用。

第七章　温里药

附子（子根加工品）

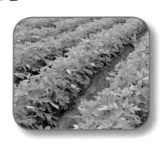

来源于毛茛科多年生草本植物乌头 *Aconitum carmichaelii* Debx. 的子根加工品。主产于四川、湖北、湖南等地。6月下旬至8月上旬采收，加工炮制为盐附子、黑顺片、白附片。盐附子以个大、体重、色灰黄、表面起盐霜者为佳；黑顺片以身干，片大，均匀，皮黑褐色，切面油润有光泽者为佳；白附片以身干，片大，均匀，色黄白，油润半透明者为佳。

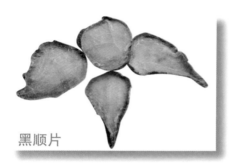

黑顺片

形：不规则三角形、不规则形或圆形片状，周边略翘起，切面可见稍凸起的木质部

色：外皮黑棕色，切面黄棕色，略透明

【性味功效】辛、甘，热，有毒。回阳救急，补火助阳，散寒止痛。制用煎服，3～15g，因有毒，宜先煎0.5～1小时，至口尝无麻辣感为度。

【功用特点】本品能上助心阳，中温脾阳，下补肾阳，为补火助阳，回阳救逆之要药（回阳救逆配干姜、补肾阳配肉桂）；且可散寒止痛，治寒痹疼痛较剧者。

【验方精选】手足麻木：防风、秦艽、羌活、制附子各3g，姜三片。水煎取汁，再加生地黄汁适量，煎煮数沸即可服。

【注意事项】

1. 本品辛热燥烈，凡阴虚阳亢及孕妇忌用。
2. 反半夏、瓜蒌、天花粉、贝母、白蔹、白及。
3. 若内服过量，或炮制、煎煮方法不当，可引起中毒。
4. 唇舌发麻是中毒最初的症状。

干姜（根茎）

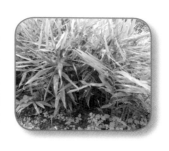

来源于姜科多年生草本植物姜*Zingiber officinale* Rosc. 的干燥根茎。主产于四川、广东、广西、湖北、贵州、福建等地。均系栽培。冬季采收，制净、切片、晒干或低温烘干。以身干，个匀，质坚，断面色黄白，粉性足，气味浓者为佳。生用。

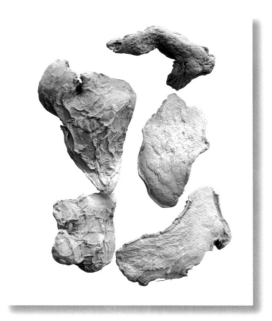

形：扁平块状，有指状分支
色：灰黄色或浅灰棕色
气味：气香特异，味辛辣

【性味功效】辛，热。温中散寒，回阳通脉，温肺化饮。煎服，3～9g。

【功用特点】本品主入脾胃经而长于温中散寒，健运脾阳，治脾胃寒证；入心经，回阳通脉助附子回阳救逆；兼入肺经，温肺散寒化痰饮。

【验方精选】寒实冷积，猝然心腹胀痛，气急口噤：巴豆配大黄、干姜各30g，上药共为散，每服0.5～1.5g，米汤或温水送下。

肉桂（树皮）

来源于樟科常绿乔木植物肉桂 *Cinnamomum cassia* Presl 的干燥树皮。主产于广东、广西、海南、云南等地。多于秋季剥取，刮去栓皮，阴干。因剥取部位及品质的不同而加工成多种规格，常见的有企边桂、板桂、油板桂、桂通等。以不破碎，体重，外皮细，肉厚，断面色紫，含油量高，香气浓，甜味浓而微辛，嚼之渣少者为佳。生用。

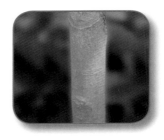

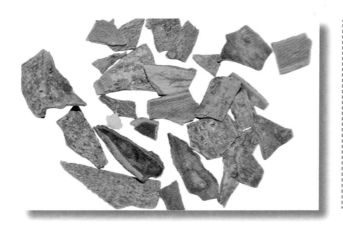

形：槽状或卷筒状，外表面划之有油痕；断面外侧粗糙，内侧油润

色：外表面灰棕色，内表面红棕色；断面外侧棕色，内侧红棕色

气味：香气浓烈，味甜、辣

【性味功效】辛、甘，热。补火助阳，散寒止痛，温经通脉，引火归原。煎服，1～4.5g，宜后下；研末冲服，每次1～2g。

【功用特点】本品补火助阳，为治命门火衰之要药，有引火归原，益阳消阴之功；又能温通经脉，散寒止痛。此外，在补气血方药中，配肉桂，还有温运阳气，鼓舞气血生长的功效。

【验方精选】手足冰冷、脸唇乌黑：丁香、高良姜、肉桂各4.5g，煎汤，胡椒50粒研末，药汤冲服。

【注意事项】有出血倾向及孕妇慎用。畏赤石脂。

吴茱萸（近成熟果实）

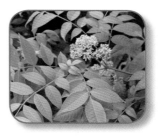

来源于芸香科落叶灌木或小乔木植物吴茱萸 *Evodia rutaecarpa*（Juss. ）Benth. 、石虎 *E. rutaecarpa*（Juss. ）Benth. var. *officinalis*（Dode）Huang 或疏毛吴茱萸 *E. rutaecarpa*（Juss. ）Benth. var. *bodinieri*（Dode）Huang 的干燥近成熟果实。主产于贵州、广西、湖南、浙江、四川等地。8 ～ 11 月果实尚未开裂时采收。晒干或低温烘干。以粒大饱满，色棕黑，香气浓，无杂质者为佳。生用或制用。

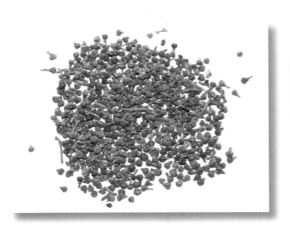

形：球形或略呈五角状扁球形；果柄有黄毛

色：暗黄绿色至褐色

气味：气微芳香浓郁，味辛辣而苦

【性味功效】辛、苦，热。有小毒。散寒止痛，降逆止呕，助阳止泻。煎服，1.5 ～ 4.5g。外用适量。

【功用特点】本品主入厥阴肝经，长于疏肝下气，散寒止痛，为治疗肝寒气滞诸痛之要药。上散厥阴肝经寒邪，治厥阴头痛；中能疏肝和胃，治肝寒犯胃，呕吐泛酸；下暖肝肾治疝气腹痛、寒湿脚气、虚寒泄泻，为脾肾阳虚，五更泄泻之常用药。

【用法用量】

1. 胃酸过多：莪术 30g，川黄连、吴茱萸各 15g。水煎后，弃去药渣送服。

2. 寒性咳嗽：大枣 30 枚，桂心 120g，杏仁 100 枚，细辛 150g，吴茱萸、当归各 90g。水煎服。

【注意事项】本品辛热燥烈，易耗气动火，故不宜多用、久服。

小茴香（成熟果实）

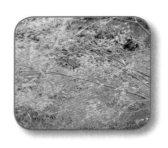

来源于伞形科多年生草本植物茴香*Foeniculum vulgare* Mill. 的干燥成熟果实。全国各地均有栽培。秋季果实成熟时采收，晒干。以粒大，饱满，色黄绿，香气浓郁者为佳。生用或盐水炙用。

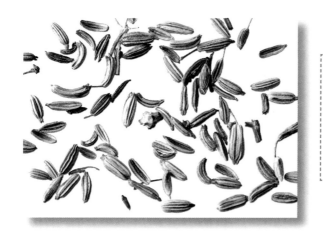

形：双悬果圆柱形，分果椭圆形，有的稍弯曲，顶端有柱基

色：黄绿色或淡黄色

气味：有特异香气，味微甜、辛

【性味功效】辛，温。散寒止痛，理气和胃。内服煎汤 3 ～ 6g；外用适量。

【功用特点】本品主入肝、肾经，以暖肝肾而止寒疝腹痛为主。兼入脾、胃经，治疗中焦虚寒气滞证的脘腹胀痛，呕吐食少等。

【验方精选】

1. 小便不通：小茴香、马蔺花、葶苈子各等份。研末，空腹温酒调服。

2. 遗尿：小茴香6g，桑螵蛸15g。装入猪尿泡内，焙干为末服用。

3. 牙龈肿痛：小茴香、桔梗焙干为末，加油调敷。

【注意事项】阴虚火旺者禁服。

高良姜（根茎）

来源于姜科多年生草本植物高良姜 *Alpinia officinarum* Hance 的干燥根茎。又名"良姜"。主产于广东、广西、台湾等地。夏末秋初采挖生长4～6年的根茎，除去地上茎、须根及残留鳞片，洗净，切段。以色棕红，粗壮坚实，分枝少，味香辣者为佳。晒干生用。

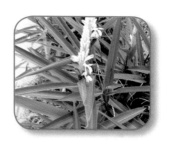

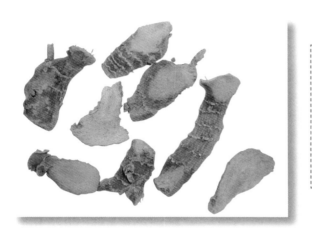

形：圆柱形多弯曲，可见波状环纹；切面纤维性

色：外皮暗红棕色或暗褐色；切面灰棕色或红棕色

气味：气香，味辛辣

【性味功效】辛，热。温胃止呕，散寒止痛。内服煎汤3～6g；外用适量。

【功用特点】本品善于散寒温中，止呕止痛，为治胃寒脘腹冷痛、呕吐之常用药；寒凝气滞胃脘疼痛宜配香附，即良附丸。

【验方精选】

1. 心脾痛：取高良姜锉细，微炒，研为末。用米汤送服，每次3g。

2. 脾胃俱寒，胀满呃逆：高良姜、木香研末。每服取高良姜末3g，木香末1.5g。水煎服。

3. 风牙疼痛：2寸长高良姜1块，全蝎1枚，研为末，涂擦患处，用盐汤漱口即可。

【注意事项】阴虚有热者禁服。

花椒（成熟果皮）

来源于芸香科灌木或小乔木植物青椒*Zanthoxylum schinifolium* Sieb. et Zucc. 花椒*Z. bungeanum* Maxim. 的干燥成熟果皮。分布于我国大部分地区，但以四川产者为佳，故又名"川椒""蜀椒"。秋季采收成熟果实，晒干，除去种子及杂质。青椒以身干，色青绿；花椒以身干，色红，均无梗、无椒目者为佳。生用或炒用。

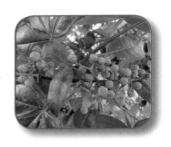

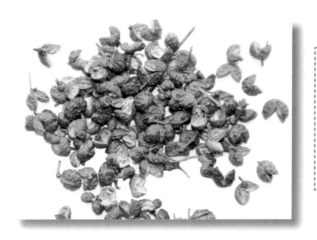

形：蓇葖果球形，表面极皱缩，有多数点状凸起及凹下的油腺

色：表面红色、紫红色或红棕色

气味：有特殊香气，味麻辣而持久

【性味功效】辛，热。温中止痛，杀虫止痒。内服煎汤4.5 ～ 9g；外用适量。

【功用特点】本品为温中止痛药中的杀虫、止痒药。

【验方精选】

1.手足心风肿：取等量花椒、盐，用醋调匀，擦洗患处。

2.断乳：花椒10 ～ 15g，加水400 ～ 500mL，浸泡2小时，煎煮至250mL，加红糖50 ～ 100g。于断奶当日趁热1次服下。

3.秃疮：花椒120g，用酒浸泡，每天擦洗患处。

【注意事项】阴虚火旺者禁服，孕妇慎服。

丁香（花蕾）

来源于桃金娘科常绿乔木植物丁香 *Eugenia caryophyllata* Thunb. 的干燥花蕾。习称"公丁香"。主产于坦桑尼亚、马来西亚、印度尼西亚；我国海南省亦有栽培。通常于9月至次年3月，花蕾由绿转红时采收，晒干。以个大，饱满，色鲜紫棕，香气强烈，油多者为佳。生用。

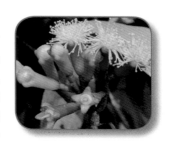

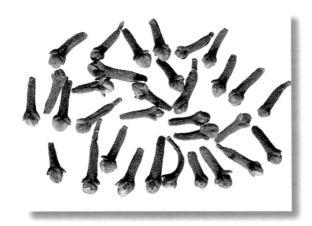

形：略呈研棒状，花冠圆球形，萼筒圆柱状

色：花冠棕褐色或褐黄色；萼筒红棕色或棕褐色

气味：辛辣，有麻舌感

【性味功效】辛，温。温中降逆，补肾助阳。内服煎汤 1 ～ 3g。

【功用特点】本品以温中降逆，散寒止痛见长，为治胃寒呕吐、呃逆之要药。兼温肾助阳。

【验方精选】

1.偏头痛：丁香1粒，棘刺49枚，麝香少量。上为末，以纸拈药，随痛左右搐鼻。

2.乳头破裂：丁香适量，研末，干敷患处。

【注意事项】阴虚内热者禁服；畏郁金。

荜茇（近成熟果穗）

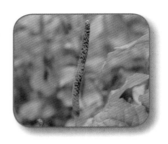

来源于胡椒科藤本植物荜茇*Piper longum* L. 的干燥近成熟果穗。产于海南、云南、广东等地。9～10月间果穗由绿变黑时采收，晒干。以身干，肥大饱满，质坚，气味浓者为佳。生用。

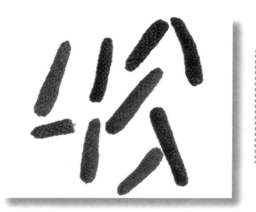

形：圆柱形，有的略弯曲，断面可见6～10个浆果呈放射状嵌于果穗轴中

色：褐色或黑褐色

气味：有胡椒样香气，味辛辣

【性味功效】辛，热。温中散寒，下气止痛。煎服，1.5～3g。外用适量。

【功用特点】本品具有温中散寒止痛的作用，可治胃寒脘腹冷痛、呕吐、泄泻、呃逆等症。

【验方精选】

1. 痰饮恶心：取荜茇，研末。饭前用清粥调服1.5g。

2. 鼻流清涕：取荜茇，研成末，吹入鼻中即止。

3. 牙痛：将荜茇末涂在齿上，用煎苍耳汤漱口。

【注意事项】阴虚火旺者禁服。

第八章　理气药

橘皮（成熟果皮）

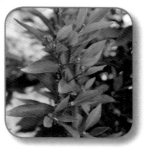

来源于芸香科常绿小乔木植物橘*Citrus reticulata* Blanco及其栽培变种的干燥成熟果皮。主产于广东、福建、四川、浙江、江西等地。秋末冬初果实成熟时采收果皮，晒干或低温干燥。以陈久者为佳，故称陈皮。药材分为"陈皮"和"广陈皮"。以瓣大，整齐，外皮色深红，内面白色，肉厚，油性大，香气浓郁者为佳。生用。

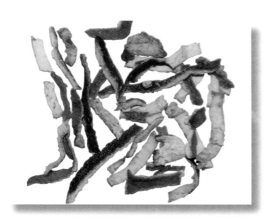

形：长条形或薄片状

色：外表面黄棕色或橙红色，密布"棕眼"，内表面黄白色

气味：气芳香，味微苦、麻

【性味功效】辛、苦，温。理气健脾，燥湿化痰。内服煎汤3～10g；外用适量。

【性能特点】本品入脾经，理脾胃气滞，温燥中焦湿浊，尤适于寒湿阻中的脾胃气滞；兼入肺经，为治痰之要药；燥湿痰，寒痰。

【验方精选】

1.乳腺炎：陈皮、薄荷叶各60g。煎汤，去渣后用干净毛巾浸汤，热敷患处，早晚各一次。

2.断乳后乳房胀痛：陈皮30～40g，柴胡10g。水煎服。

3.卒失声，声噎不出：陈皮150g。水煎服。

【注意事项】气虚证、阴虚燥咳、吐血证及舌赤少津、内有实热者慎服。

青皮（幼果、未成熟果皮）

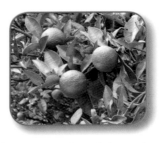

来源于芸香科常绿小乔木植物橘*Citrus reticulata* Blanco 及其栽培变种的干燥幼果或未成熟果实的果皮。主产于广东、福建、四川、浙江、江西等地。5～6月间收集自落的幼果，晒干，称为"个青皮"；7～8月间采收未成熟的果实，在果皮上纵剖成四瓣至基部，晒干，习称"四花青皮"。个青皮以黑绿色，个匀，质坚，皮厚，香气浓郁者为佳；四花青皮以外皮黑绿色，内面白色，油性足者为佳。生用或醋炙用。

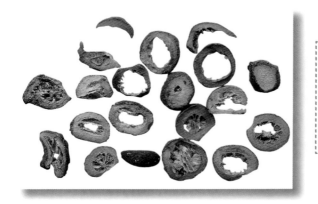

形：圆球形或果皮裂片长椭圆形

色：表面发绿色或黑绿色，微粗糙

气味：气香，味苦、辛

【性味功效】辛、苦，温。归肝、胆、胃经。疏肝破气，消积化滞。内服煎汤3～10g；外用适量。

【性能特点】本品来源同橘皮，因是未成熟果实，故性较峻烈，主疏肝胆，破气滞，尚可治疗气滞血瘀之癥瘕积聚、久疟癖块；入胃经，消积化滞。

【验方精选】

1. 伤寒呃逆：四花青皮研末。每服6g，用白汤送服。

2. 脚气久肿不消，或胀坠疼痛：青皮30～60g，红枣肉60g。水煎服。

3. 乳房内有核如指头，不痛不痒：青皮12g。水煎服。

【注意事项】气虚者慎服。

枳实（幼果）

来源于芸香科常绿小乔木植物酸橙*Citrus aurantium* L. 及其栽培变种或甜橙*C. sinensis* Osbeck 的干燥幼果。主产于四川、江西、福建、江苏等地。5～6月间采集自落的果实，自中部横切为两半，晒干或低温干燥。用时洗净、闷透，切薄片，干燥。以大小均匀，皮青黑，肉厚色白，瓤小，切面凸起，质坚实，香气浓郁者为佳。生用或麸炒用。

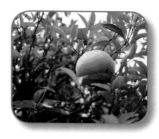

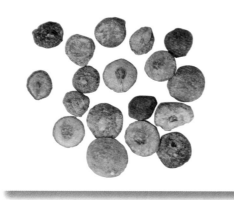

形：半球形、球形或卵圆形，果顶有明显的花柱基；切面中心有瓤，呈车轮状

色：外果皮黑绿色或暗棕绿色

气味：气清香，味苦微酸

【性味功效】苦、辛，微寒。破气除痞，化痰消积。煎服，3～9g，大剂量可用至30g。

【性能特点】本品为幼果，故气锐力猛，苦降下气，能破脾、胃、大肠的气滞而消积，用治食积停滞，痞满胀痛，大便不通；又能化痰除痞，治疗痰滞气阻、胸痹、结胸；与补气升阳药同用可治脏器下垂。

【验方精选】

1. 健脾胃，促消化：枳实7个，白术100g。用水5000mL，煮取3000mL，分3次温服。

2. 消化不良、开胃：砂仁、木香各15g，枳实30g，炒薏米60g，研末制丸。白术汤送服。

【注意事项】孕妇慎用。

木香（根）

来源于菊科多年生草本植物木香*Aucklandia lappa* Decne. 的干燥根。产于云南、广西者，称为"云木香"，产于印度、缅甸者，称为"广木香"。秋冬季采挖，晒干。以条均匀，质坚实，香气浓，油性足，无须根者为佳。生用或煨用。

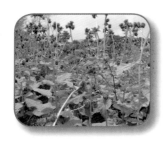

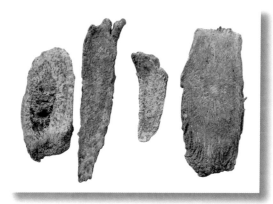

形：圆柱或半圆柱形，有明显的皱纹与纵沟；切面有菊花心状放射状纹理，间有暗褐色环纹，油点散在

色：外皮黄棕色至灰褐色

气味：气强烈，芳香，味苦、辛

【性味功效】辛、苦，温。行气止痛，健脾消食。煎服，1.5 ～ 6g。

【性能特点】本品为行脾胃之气止痛的要药，并为湿热泻痢里急后重必用之品；兼入胆经，可用治湿热郁蒸腹痛、胁痛，并见黄疸以及胆石症、胆绞痛；与补剂同用，可收补而不滞的效果。

【验方精选】

1. 脾胃俱寒，胀满呃逆：高良姜、木香研末。每服取高良姜末3g，木香末1.5g。水煎服。

2. 热水肿：栀子1.5g，木香0.5g，白术0.75g。水煎服。

【注意事项】脾虚便溏，胃寒作痛者慎服。

沉香（含有树脂的木材）

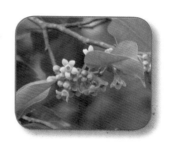

来源于瑞香科常绿乔木植物白木香*Aquilaria sinensis*（Lour.）Gilg含有树脂的木材。主产于海南、广东、云南、台湾等地。全年均可采收，割取含树脂的木材，除去不含树脂的部分，阴干。以质坚体重，色棕黑油润，燃之有油渗出，香气浓烈，能沉于水者为佳。锉末。生用。

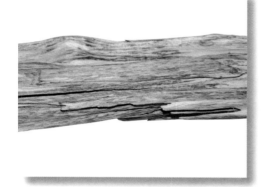

形：不规则块状，大小不一，表面凹凸不平

色：表面可见黑褐色树脂与黄白色木质部相间的斑纹

气味：芳香，味苦

【性味功效】辛、苦，温。行气止痛，温中止呕，纳气平喘。内服煎汤1～5g；外用适量。

【性能特点】本品辛香性温，善散胸腹阴寒，行气止痛；虽为木材，入水却沉，故质重、苦降下行，入脾胃经，善于温中降逆止呕，用治胃寒呕吐等症；入肾经，既能温肾散寒以纳气，又能苦泄降逆而平喘，用治肾虚喘急等症。

【验方精选】

1.产后痢下赤白，里急后重：取等量桃胶（焙干）、沉香、蒲黄（炒）。共研为末，每服6g，空腹米汤调服。

2.大肠气滞，虚闭不行：沉香磨汁2.4g。取当归、枳壳、杏仁泥、肉苁蓉各9g，紫菀30g。水煎，和沉香汁共服。

3.一切哮证：沉香60g，莱菔子（蒸）150g。共研为末，用生姜汁泛为细丸。每服2.4g，用白滚汤送服。

【注意事项】阴虚火旺，气虚下陷者慎服。

香附（根茎）

来源于莎草科多年生草本植物莎草 *Cyperus rotundus* L. 的干燥根茎。产于全国大部分地区，主产于广东、河南、四川、浙江、山东等地。秋季采挖，燎去毛须，晒干。以个大、饱满、色棕褐，质坚实，香气浓者为佳。生用，或醋炙用。用时碾碎。

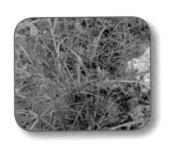

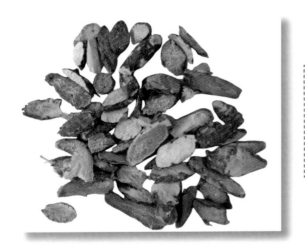

形：不规则厚片或颗粒状，断面粉性，环纹明显

色：外皮棕黄色或棕褐色；切面黄白色

气味：气香，味微苦

【性味功效】辛、微苦、微甘，平。疏肝解郁，理气宽中，调经止痛。内服煎汤 6 ～ 10g；外用适量。

【性能特点】本品为疏肝理气，调经止痛之要药。被李时珍誉为"气病之总司，女科之主帅"。

【验方精选】

1. 偏正头痛：川芎60g，香附子120g。共研为末，用茶送服。

2. 小肠气：香附末6g，海藻3g。酒煎服，并食海藻。

3. 安胎：香附子，研为细末。浓煎紫苏汤送服3g。

【注意事项】气虚无滞，阴虚、血热者慎服。

川楝子（成熟果实）

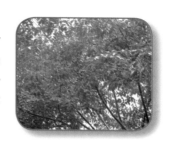

来源于楝科落叶乔木植物川楝*Melia toosendan* Sieb. et Zucc. 的干燥成熟果实。产于我国南方各地，以四川产者为佳。冬季果实成熟时采收，除去杂质，干燥。以个大，肉厚而松软，外皮色金黄，果肉色黄白者为佳。生用或炒用。用时打碎。

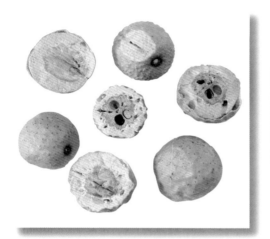

形：类球形，外皮革质，切面松软

色：外皮金黄色，切面黄白色

气味：气特异，味微酸、苦

【性味功效】苦，寒。有小毒。疏肝泄热，行气止痛，杀虫。内服煎汤5 ～ 10g；外用适量。

【性能特点】本品清肝火，泄郁热，主治肝郁化火所致诸痛证及热疝作痛。兼可驱虫疗癣。

【验方精选】

1. 冻疮：川楝子120g。水煎后趁热熏洗患处，再将药水泡洗。

2. 耳有恶疮：捣川楝子，用棉纱包裹纳入耳中患处。

3. 阴道滴虫：取等量川楝子、苦参、蛇床子，研为细末。用棉纱包裹纳入阴道中。

【注意事项】本品苦寒，脾胃虚寒者不宜用，又有毒，不宜过量或持续服用。

乌药（块根）

来源于樟科灌木或小乔木植物乌药*Lindera aggregata*（Sims）Kosterm. 的干燥块根。主产于浙江、安徽、江西、陕西等地。全年均可采挖，除去细根，趁鲜切片，晒干。以个大，质嫩，折断后香气浓郁者为佳；切片以色红微白、无黑色斑点者为佳。生用或麸炒用。

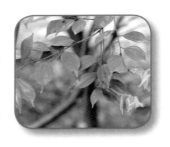

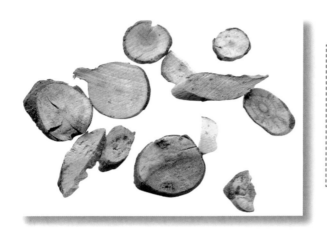

形：类圆形薄片，切面有明显放射状纹理及环纹

色：外皮褐黄色或黄棕色；切面黄白色

气味：气微香，味微辛而苦，有清凉感

【性味功效】辛，温。行气止痛，温肾散寒。内服煎汤 6 ～ 10g；外用适量。

【性能特点】本品辛温走窜，上走脾肺，下达肾与膀胱，有行气散寒止痛之功；用治寒凝气滞，胸腹诸痛症；在治疗寒疝的天台乌药散中为君药；温肾散寒，缩尿止遗。

【验方精选】

1.声音沙哑：取等量甘草、桔梗、乌药、乌梅。水煎服。

2.小儿慢惊，昏沉或搐：将乌药用水研末，送服。

3.小儿疳积：乌药、鸡内金、五谷虫各等份，加入青黛5%。共研细末，和匀。每晨空腹温开水送服3 ～ 9g，连服一月。

【注意事项】气虚及内热证患者禁服；孕妇体虚者慎服。

荔枝核（种子）

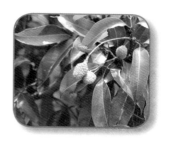

来源于无患子科常绿乔木植物荔枝*Litchi chinensis* Sonn. 的干燥种子。主产于福建、广东、广西等地。夏季采摘成熟果实，除去果皮及肉质假种皮，洗净，晒干。以干燥，粒大饱满者为佳。生用或盐水炙用。用时打碎。

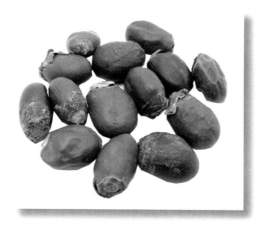

> **形**：长圆形或卵圆形，略扁，平滑有光滑
>
> **色**：棕红色或紫棕色
>
> **气味**：微甜、苦、涩

【性味功效】辛、微苦，温。行气散结，祛寒止痛。内服煎汤 5 ～ 10g；外用适量。

【性能特点】本品善于治疗肝郁气滞寒凝所致寒疝疼痛，睾丸肿痛，常与小茴香、吴茱萸、橘核等配用。兼治肝胃不和之胃脘久痛。

【验方精选】

1. 心痛及小肠气：取荔枝核慢火中烧至存性，研为末，新酒调服。
2. 妇人心痛脾疼：用荔枝核烧灰至存性，研为末，淡醋汤送服。
3. 狐臭：荔枝核焙干研末，白酒适量，调匀涂擦腋窝，每日2次。

佛手（成熟果实）

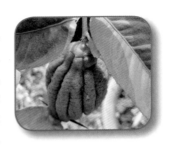

来源于芸香科常绿小乔木或灌木植物佛手 *Citrus medica* L. var. *sarcodactylis* Swingle 的干燥成熟果实。主产于广东、福建、云南、四川等地。秋季果实尚未变黄或刚变黄时采收，切成薄片晒干或低温干燥。以片均匀平整，不破碎，绿皮白肉，香气浓厚者为佳。生用。

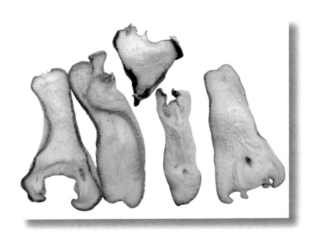

形：多为纵切的薄片，切面纤维束点状凸起，一端呈指状分裂

色：边缘表皮绿褐色，切面黄白色或淡黄色

气味：气微香，味先甜而后味苦酸

【**性味功效**】辛、苦，温。疏肝理气，和胃止痛，燥湿化痰。内服煎汤 3 ～ 9g；外用适量。

【**功能特点**】本品临床主要用治肝胃气滞，胸腹胀痛；兼入肺经，燥湿化痰。

【**验方精选**】胃气痛：将佛手焙干，研末。烧酒送服，每服 9g。

【**注意事项**】阴虚有火、无气滞者慎服。

薤白（鳞茎）

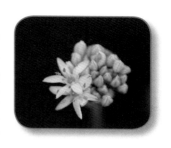

来源于百合科多年生草本植物小根蒜*Allium macrostemon* Bge. 和薤*A. chinense* G. Don 的干燥鳞茎。分布于全国各地。主产于江苏、浙江等地。夏秋季采挖，洗净，除去须根，蒸透或置沸水中烫透，晒干。以身干，个大饱满，质坚体重，色黄白，半透明，不带花茎者为佳。生用。

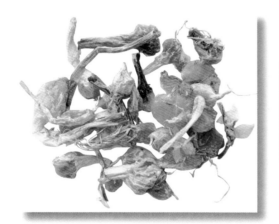

形：不规则卵圆形，鳞叶片皱缩，半透明，质硬，角质样

色：黄白色或淡黄棕色

气味：有蒜臭气，味微辣

【性味功效】辛、苦，温。通阳散结，行气导滞。煎服，3 ～ 9g。

【功用特点】本品善通胸中之阳气，散阴寒之凝滞，为治胸痹之要药。下能行大肠之气滞，可用治泻痢后重。

【验方精选】胸痹：桂枝6g，厚朴12g，薤白9g，枳实4枚，瓜蒌1枚。先用水煎枳实、厚朴，分3次服。

【注意事项】热病高热，阴虚火旺，血热妄行者禁服。

柿蒂（宿萼）

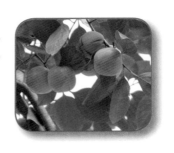

来源于柿树科落叶乔木植物柿*Diospyros kaki* Thunb.的干燥宿萼。主产于四川、广东、广西、福建等地。秋冬季果实成熟时采或食用时收集，洗净，晒干。以个大，肥厚，质坚，色红黄者为佳。生用。

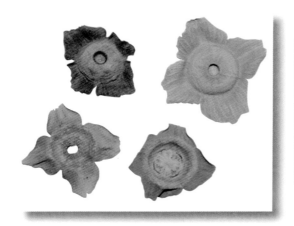

形：中心有果柄或呈小空洞，边缘4裂片，多向上反卷，形如花瓣；体轻，质脆，易碎

色：背面紫褐色或红棕色，腹面黄棕色

味：苦、涩

【性味功效】苦、涩，平。降逆止呃。内服煎汤5～10g；外用适量。

【性能特点】本品为止呃要药。因性平和，凡胃气上逆所致的呃逆，无论寒热均可应用，代表方是丁香柿蒂散。

【验方精选】

1.血淋：干柿蒂烧至存性，研为末。每服6g，米汤送服。

2.伤寒呕逆不止：干柿蒂7枚，白梅3枚。水煎服。

3.呃逆不止：柿蒂烧灰至存性，研为末。用姜汁、砂糖各等份和匀，炖热送服。

第九章　消食药

山楂（成熟果实）

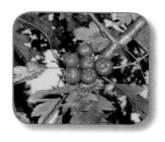

来源于蔷薇科落叶灌木或小乔木植物山里红 *Crataegus pinnatifida* Bge. var. *major* N. E. Br. 或山楂 *C. pinnatifida* Bge. 的干燥成熟果实。产于全国大部分地区。秋季果实成熟时采收。切片、干燥。以个大，皮红，肉厚，核少者为佳。生用或炒用。

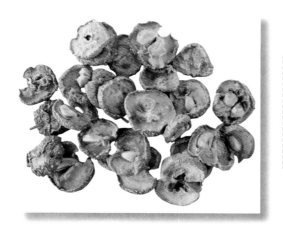

形：圆形片，外皮有皱纹，有灰白色小斑点，横切面有5粒淡黄色果核或已脱落

色：外皮红色

气味：气微清香，微酸、微甜

【性味功效】酸、甘，微温。消食健胃，行气散瘀，化浊降脂。内服煎汤 9 ～ 12g；外用适量。

【功用特点】本品为消化油腻肉食积滞之要药；又能行气止痛，治疗泻痢腹痛；兼入肝经，能活血化瘀止痛，多用于治疗瘀滞胸腹诸痛。

【验方精选】

1. 肉食不消：山楂肉120g，水煮食之，并饮汁。

2. 产妇恶露不尽，腹中疼痛：山楂适量，打碎煎汤，加少量砂糖，空腹温服。

【注意事项】脾胃虚弱及孕妇慎服。

神曲（酵母制剂）

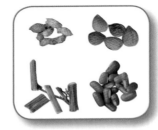

为面粉和其他药物混合后经发酵而成的加工品。产于全国各地。其制法是以面粉或麸皮与杏仁泥、赤小豆粉，以及鲜青蒿、鲜苍耳、鲜辣蓼自然汁，混合拌匀，使干湿适宜，做成小块，放入筐内，复以麻叶或楮叶，保温发酵一周，长出黄菌丝时取出，切成小块，晒干即成。以陈久无虫蛀者为佳。生用或炒用。

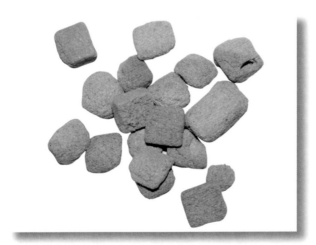

形：方形或长方形块状，断面不平坦，

色：土黄色，断面类白色，可见被粉碎的褐色残渣及发酵后的空洞

气：有陈腐气

【性味功效】甘、辛，温。消食和胃。煎服，6～15g。

【功用特点】本品为酵母制剂，消食和胃力较强，善消谷食积滞，因略兼解表之功，故外感食滞者用之尤宜。

【验方精选】

1. 不寐：当归25g，丹参20g，川芎35g，红花15g，黄芩15g，乳香15g，没药15g，神曲15g，水煎服。

2. 小儿厌食：山楂10g，神曲8g，干鱼鳅串全草10g，鸡矢藤5g，水煎服，每日1剂，温服。

麦芽（发芽的果实）

来源于禾本科一年生草本植物大麦*Hordeum vulgare* L. 的成熟果实经发芽干燥而成。产于全国各地。将麦粒用水浸泡后，保持适宜温湿度，待幼芽长至约0.5cm时，干燥。以色黄，粒大饱满，芽完整者为佳。生用或炒用。

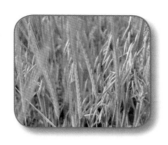

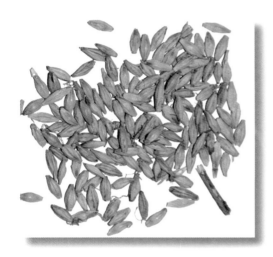

形：呈梭形，两端狭尖，断面粉性

色：黄色，断面白色

气味：微甜

【性味功效】甘，平。消食健胃，回乳消胀。煎服，9 ～ 15g，大剂量 30 ～ 120g。

【功用特点】本品消食健胃，善消淀粉性食物；又可回乳消胀，用于断乳或乳汁郁积引起的乳房胀痛；兼能疏肝解郁。生麦芽功偏消食健胃，炒用多用于回乳消胀（60g）。

【验方精选】月经不调，发热腹胀：凌霄花、青橘皮、当归各15g，炒麦芽、炒大黄、没药、肉桂、川芎各0.3g。水煎服。

【注意事项】授乳期妇女不宜使用。

谷芽（发芽的果实）

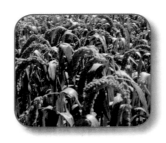

来源于禾本科植物粟 *Setaria italica*（L.）Beauv. 的成熟果实经发芽干燥而成。产于全国各地，随时可制备，制法如麦芽。以色黄，有芽，颗粒均匀者为佳。生用或炒用。

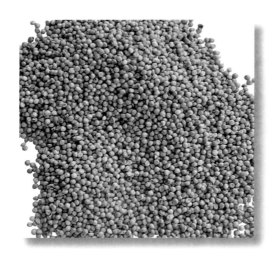

形：小球形，质地坚硬

色：淡黄色或橙色

味：微甜

【性味功效】甘，平。消食健胃。煎服，9～15g，大剂量30g。

【功用特点】本品消食健胃，功似麦芽而力较缓，每相须为用。生用长于和中，炒用偏于消食。

【验方精选】小儿厌食：谷芽6g，麦芽8g，山药8g，干蒲公英10g，水煎服，每日1剂，温服。

莱菔子（种子）

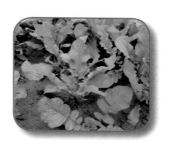

来源于十字花科植物萝卜 *Raphanus sativus* L. 的干燥种子。产于全国各地。初夏采收成熟种子，晒干。生用或炒用，用时捣碎。

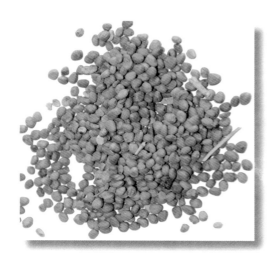

形：类圆形或椭圆形，稍扁
色：黄棕色、红棕色或灰棕色
味：微苦、辛，有萝卜味

【性味功效】辛、甘，温。消食除胀，降气化痰。内服煎汤 5 ～ 12g；外用适量。

【功用特点】本品辛能行散，消食化积之中又善于行气消胀，多用于治疗食积脾胃气滞证；归肺经又能降气化痰。

【验方精选】

1. 小儿盘肠气痛：莱菔子炒黄，研末。乳香汤送服 1.5g。

2. 跌打损伤，瘀血胀痛：莱菔子 60g，研末，热酒调敷患处。

【注意事项】本品辛散耗气，故气虚及无食积、痰滞者慎用。又不宜与人参同用。

鸡内金（沙囊内壁）

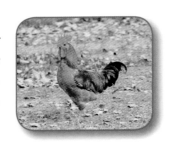

　　来源于雉科动物家鸡*Gallus gallus domesticus* Brisson 的干燥沙囊内壁。产于全国各地。杀鸡后，取出鸡肫，立即取下内壁，洗净，晒干。以干燥、个大完整，色黄者为佳。生用或炒用。

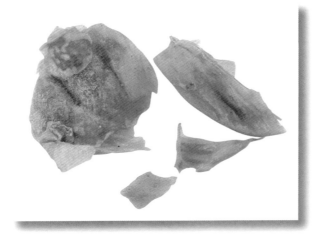

> **形**：不规则的囊性壳状或卷片状，断面角质样，有光泽
>
> **色**：黄色、黄绿色或黄褐色，薄而半透明
>
> **气味**：微腥，味微苦

　　【性味功效】甘，平。消食健胃，涩精止遗。煎服，3～9g；研末服，每次1.5～3g。研末用效果比煎剂好。

　　【功用特点】本品有较强的消食化积作用，并能健运脾胃，广泛用于各种食滞证；又可涩精止遗，用于肾虚遗精遗尿；尚能通淋化石。

　　【验方精选】胆囊炎：广金钱草30g，鸡内金9g。水煎服。

　　【注意事项】气虚及内热证患者禁服；孕妇体虚者慎服。

第十章　驱虫药

使君子（种子）

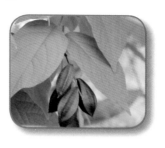

来源于使君子科落叶藤本灌木植物使君子 *Quisqualis indica* L. 的干燥种子。主产于四川、广东、广西、云南等地。9～10月果皮变紫黑时采收，晒干。以个大，颗粒饱满，种仁色黄，味香甜而带油性者为佳。去壳，取种仁生用或炒香用。

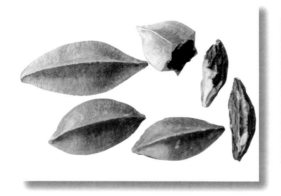

形：椭圆形或卵圆形，有5纵棱，断面呈五角星形，质硬，体轻，不宜折断，种仁梭形，有纵皱

色：外壳黑褐色或紫黑色，微具有光泽

味：甜

【性味功效】甘，温。杀虫消积。内服煎汤9～12g；小儿每岁每日1～1.5粒，总量不超过20粒。空腹服用，每日1次，连用3天。外用适量。

【功用特点】本品驱虫消积（蛔虫、蛲虫），为驱蛔虫之要药，因味甘甜美无毒，为小儿常用；又可治疗小儿疳积。

【验方精选】

1. 头疮久不愈：使君子烧至焦，捣碎为末，以生油调涂之。

2. 小儿腹中蛔虫攻痛，口吐清沫：使君子研为极细末。五更用米汤调服。用量6～15g。

3. 虫牙疼痛：使君子煎汤，频漱口。

【注意事项】大量服用可致呃逆、眩晕、呕吐、腹泻等反应。若与热茶同服，亦能引起呃逆、腹泻，故服用时当忌饮茶。

苦楝皮（根皮及树皮）

来源于楝科乔木植物川楝树 *Melia toosendan* Sieb. et Zucc. 或楝 *Melia azedarach* L. 的干燥根皮及树皮。前者产于全国大部分地区，后者主产于四川、湖北、贵州、河南等地。全年可采，以春秋季为宜。剥取干皮或根皮，刮去栓皮，洗净。以条大，干燥，皮厚者为佳。鲜用或切片生用。

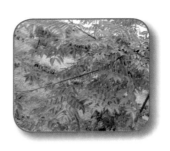

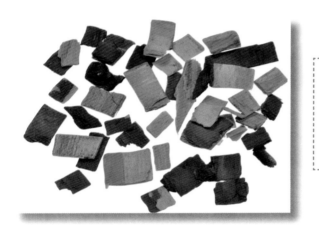

形：不规则丝状，切面纤维性，呈层片状

色：外表面灰棕色，内表面类白色或淡黄色

味：微苦

【性味功效】苦，寒。杀虫疗癣。内服煎汤 4.5～9g。鲜品用 15～30g。外用适量。

【功用特点】本品与使君子均为驱蛔虫的要药（蛔虫、蛲虫、钩虫），力强但有毒，不宜持续过量服用；兼杀虫止痒疗头癣。

【验方精选】

1. 虫牙痛：苦楝皮煎水漱口。

2. 顽固性湿癣：苦楝皮，洗净晒干烧灰，调茶油涂抹患处。

3. 疥疮风虫：取等量苦楝皮、皂角，共研为末，用猪脂调涂。

【注意事项】本品有毒，不宜过量或持续服用。肝炎及肾炎患者慎服。

槟榔（种子）

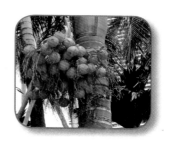

　　来源于棕榈科常绿乔木植物槟榔*Areca catechu* L.的干燥成熟种子。主产于海南岛、福建、云南、广西、台湾等地。春末至秋初采收成熟果实，用水煮后，干燥，剥去果皮，取出种子，晒干。以个大体重，质坚，不破裂者为佳。浸透切片或捣碎用。

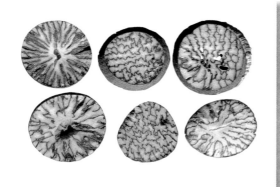

> **形**：类圆形薄片
>
> **色**：外皮淡黄棕色或淡红棕色，切面可见大理石样花纹
>
> **味**：微涩、微苦

　　【性味功效】苦、辛，温。杀虫，消积，行气，利水，截疟。煎服，3～9g。驱杀绦虫、姜片虫，可用30～60g。

　　【功用特点】本品驱杀多种寄生虫，对绦虫症疗效最佳，常与南瓜子相须为用；味辛能消胃肠积滞，行气导滞。

　　【验方精选】

　　1.化脓性中耳炎：槟榔研末吹之。

　　2.痰涎：研槟榔为末。每服3g，白汤送服。

　　3.口吻生白疮：槟榔两枚。烧灰细研，敷疮上。

　　【注意事项】脾虚便溏或气虚下陷者忌用。

南瓜子（种子）

来源于葫芦科一年生蔓生藤本植物南瓜 *Cucurbita moschata* Duch. 的干燥种子。主产于浙江、江苏、河北、山东、山西、四川等地。夏秋果实成熟时采收，取子，晒干。以干燥，粒饱满，外壳黄白色者为佳。研粉生用，以新鲜者良。

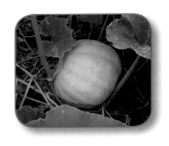

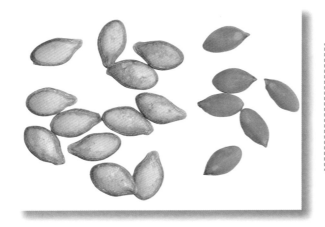

形：扁椭圆形，两面平坦而微隆起，一端略尖，除去种皮可见绿色菲薄的胚乳

色：黄白色

气味：气香，味微甜

【性味功效】甘，平。杀虫，下乳，利水消肿。驱绦虫研粉，60～120g。

【功用特点】本品主要用于驱杀绦虫（与槟榔互补），安全有效；大量长期服用，也可用治血吸虫病。

【验方精选】

1. 百日咳：南瓜子，瓦上炙焦，研细粉。红糖调服少量，1日数次。

2. 驱虫：南瓜子60～120g，研粉，冷开水调服，2小时后，服槟榔60～120g的水煎剂，再过半小时，服玄明粉15g，促使泻下，以利虫体排出。

土荆芥（带果穗地上部分）

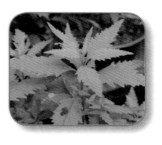

来源于为藜科植物土荆芥*Chenopodium ambrosioides* L.的带果穗地上部分。

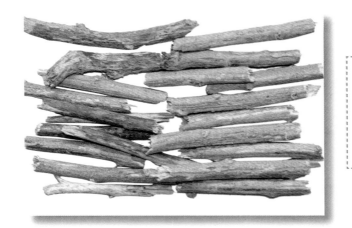

形：细长圆柱形

色：茎灰绿色或黄绿色

气味：有强烈异臭气，味微苦、辛

【**性味功效**】辛、苦，微温；有毒。祛风除湿，杀虫止痒，活血消肿。内服煎汤3～9g；外用适量。

【**验方精选**】

1.湿疹：鲜土荆芥适量。水煎，洗患处。

2.关节风湿痛：鲜土荆芥15g。水煎服。

3.脱肛、子宫下垂：鲜土荆芥15g。水煎服。

【**注意事项**】不宜多服、久服、空腹服。服前不宜用泻药。

雷丸（菌核）

来源于白蘑科真菌雷丸*Omphalia lapidescens* Schroet. 的干燥菌核。产于我国西北、西南、华南诸省，主产于四川、贵州、云南、湖北、广西等地。秋季采挖，洗净，晒干。以个大饱满，质坚，外部紫褐、内部白、无泥沙者为佳。生用。

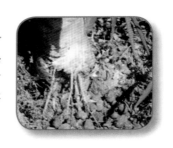

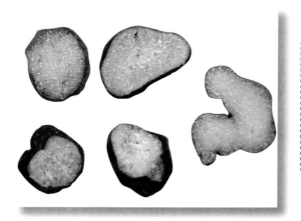

形：类球形或不规则团块

色：外皮黑褐色或棕褐色，切面白色或浅灰黄色，常有大理石样纹理

味：微苦，嚼之有颗粒感，微带黏性，久嚼无渣

【性味功效】苦，寒。有小毒。杀虫消积。入丸散，每次5～7g；驱绦虫单用研末吞服，每次12～18g。日服3次，冷开水调服，连用3天，多数病例在第2～3日全部或分段排下。

【功用特点】本品以驱杀绦虫为佳（绦虫、钩虫、蛔虫）。

【注意事项】不宜入煎剂。因本品含蛋白酶，加热至60℃左右即易被破坏而失效。

第十一章 止血药

一、凉血止血药

大蓟（地上部分）

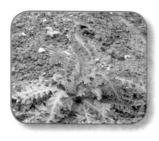

　　来源于菊科多年生草本植物蓟 *Cirsium japoni-cum* Fisch. ex DC. 的干燥地上部分。产于全国大部分地区。夏秋季花开时割取地上部分，或秋末挖根，除去杂质，晒干。地上部分以色灰绿，无杂质者为佳；根以粗壮，无须根、芦头者为佳。生用或炒炭用。

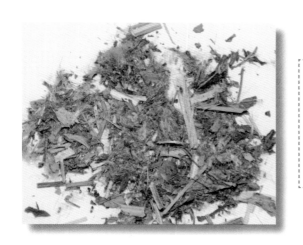

> 形：呈圆柱形，有丝状毛，断面疏松或中空，叶皱缩、多破碎，边缘有针刺；头状花序类球
>
> 色：断面髓部灰白色
>
> 味：微甜

　　【性味功效】苦、甘，凉。凉血止血，散瘀解毒消痈。煎服，9～15g；鲜品30～60g。外用适量，捣敷患处。

　　【功用特点】本品凉血止血兼活血散瘀，解毒消痈。善治血热妄行之出血证。又能治疗各种内外痈肿。

　　【验方精选】

　　白带不止：大蓟15g，艾叶10g，白鸡冠花6g，炒黄柏12g。水煎，每日1剂，黄酒冲服。

　　【注意事项】虚寒出血、脾胃虚寒者禁服。

小蓟（地上部分）

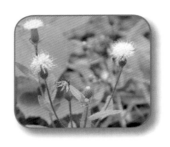

来源于菊科多年生草本植物刺儿菜*Cirsium setosum*（Willd.）MB. 的干燥地上部分。产于全国大部分地区。夏秋季花期采集，洗净、晒干。以茎微带紫棕色，无杂质，无霉变者为佳。生用或炒炭用。

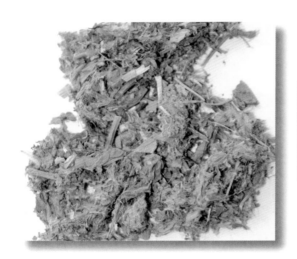

> **形**：茎圆柱形，断面中空；叶皱缩，有白色柔毛
>
> **色**：灰绿色或带紫色
>
> **味**：微苦

【性味功效】苦、甘，凉。凉血止血，散瘀解毒消痈。煎服，4.5 ～ 9g。

【功用特点】本品与大蓟功用相似，兼可利尿，故擅治尿血血淋。

【验方精选】

1. 小儿浸淫疮，疼痛不可忍，发寒热：小蓟末，开水送服。

2. 一切极痛下疳：鲜小蓟、鲜地骨皮各150g。煎浓汁浸之。

【注意事项】虚寒出血及脾胃虚寒者禁服。

地榆（根）

来源于蔷薇科多年生草本植物地榆 *Sanguisorba officinalis* L. 或长叶地榆 *S. officinalis* L. var. *longifolia*（Bert）. Yü et Li 的干燥根。后者习称"绵地榆"。产于全国，以浙江、江苏、山东、安徽、河北等地最多。春秋季采挖，晒干，切片。以条粗，质坚，断面粉红色者为佳。生用或炒炭用。

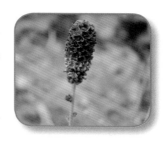

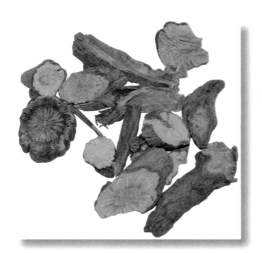

形：不规则类圆形片或斜切片

色：外皮暗紫色或灰褐色；切面紫红色或棕褐色，有排列成环的小白点或间有黄白色的条纹

味：微苦、涩

【性味功效】苦、酸，微寒。凉血止血，解毒敛疮。煎服，9 ～ 15g；外用适量。

【功用特点】本品凉血收敛止血，尤宜用于下部的便血、痔血、血痢、崩漏等；又能解毒敛疮，为治烫伤之要药。

【验方精选】

1. 蛇毒：鲜地榆，捣绞取汁，涂抹患处。

2. 下血不止：地榆、鼠尾草各60g。水煎服。

【注意事项】脾胃虚寒，中气下陷，冷痢泄泻，崩漏带下，血虚有瘀者均应慎服。

槐花（花及花蕾）

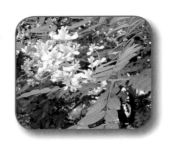

　　来源于豆科落叶乔木槐*Sophora japonica* L. 的干燥花及花蕾。前者习称"槐花"，后者习称"槐米"。全国大部分地区有栽培。夏季花开放或花蕾形成时采摘，晒干。"槐米"以花蕾个大，花萼色绿而厚，无枝梗者为佳；"槐花"以色黄白，整齐，无枝梗者为佳。生用或炒炭用。

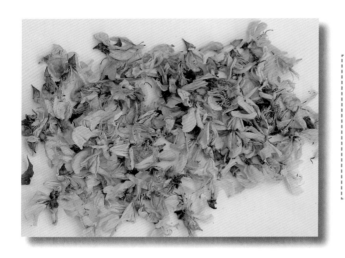

> **形**：花萼钟形，花瓣较大1片，雄蕊基部连合
>
> **色**：花萼黄绿色，花瓣黄色
>
> **气味**：气清香，味微苦

　　【性味功效】苦，微寒。凉血止血，清肝泻火。煎服，5～9g。止血炒炭用；清热泻火生用。

　　【功用特点】本品凉血止血，善于治疗痔血、便血；并有清肝明目降压之功，用于肝火上炎之头痛目赤等。

　　【验方精选】

　　1.血淋：槐花，烧过，去火毒，杵为末。每服3g，水酒送服。

　　2.舌出血不止：槐花晒干研末，敷舌上，或火炒，出火毒，为末，敷。

　　3.乳腺癌，坚硬如石者：槐花炒黄为末，黄酒送服9g。

　　【使用禁忌】脾胃虚寒及阴虚发热而无实火者慎服。

侧柏叶（嫩枝梢及叶）

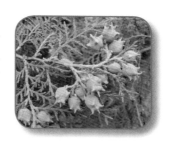

来源于柏科常绿乔木植物侧柏*Platycladus orientalis*（L.）Franco 的干燥嫩枝梢及叶。产于全国各地。全年可采。阴干，切段。以叶嫩，青绿色，无碎末者为佳。生用或炒炭用。

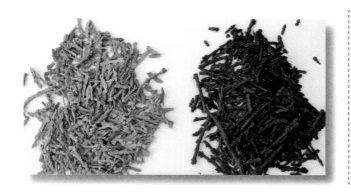

形：扁平，小鳞片状，交互对生

色：生侧柏叶黄绿色，炒炭后表面黑褐色，断面焦黄色

气味：生品气清香，味苦涩；炒炭后微苦涩

【性味功效】苦、涩，微寒。凉血止血，化痰止咳。煎服，6～12g；止血多炒炭用，化痰止咳生用。外用适量。

【功用特点】本品用于各种出血证，兼化痰止咳。

【验方精选】

1. 治小便尿血：柏叶，黄连（焙研）。酒服三钱（《济急仙方》）。

2. 治大人及小儿火烫伤：侧柏叶，入臼中湿捣令极烂如泥，冷水调作膏，涂敷于伤处，用帛子系定，二三日疮当敛。

白茅根（根茎）

来源于禾本科多年生草本植物白茅 *Imperata cylindrica* Beauv. var. *major*（Nees）C. E. Hubb. 的干燥根茎。产于全国大部分地区。春秋季采挖，洗净，晒干。除去须根及膜质叶鞘，切段，以根粗肥，色白，无须根，味甜者为佳。生用或炒炭用。

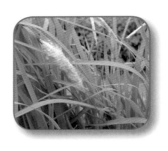

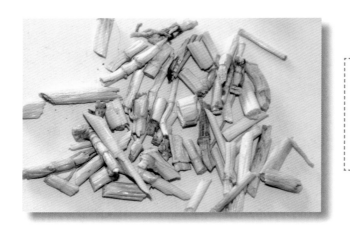

形：长圆柱形，有纵皱纹，节明显，稍突起

色：黄白色

味：微甜

【性味功效】甘，寒。凉血止血，清热利尿。水煎服，9～30g。

【功用特点】本品凉血止血，因能清热利尿，尤善于治疗尿血。

【验方精选】

1. 外感风热：白茅根60g，薄荷9g。水煎服。

2. 口腔炎：白茅根、芦根各45g，元参9g。水煎服。

3. 麻疹：鲜茅根不拘量。水煎代茶饮，疹未透者轻煎，疹已透者浓煎。

【注意事项】虚寒出血、呕吐、溲多不咳者禁服。

苎麻根（根）

来源于荨麻科多年生草本植物苎麻*Boehmeria nivea*（L.）Gaud. 的干燥根。产于我国中部、南部及西南。主产于江苏、山东、陕西等地。冬、春采挖，洗净，晒干，以灰棕色，条匀，坚实者为佳。切片用。

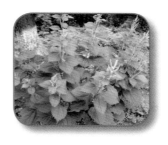

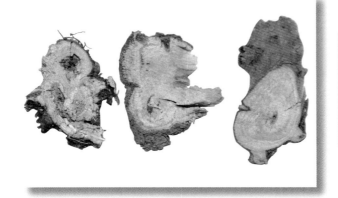

形：不规则块片，断面纤维性

色：外皮灰棕色，断面棕色

味：嚼之略有黏性

【性味功效】甘，寒。凉血止血，清热安胎，利尿，解毒。煎服，10～30g；外用适量，捣敷。

【功用特点】本品为凉血止血药中的清热安胎药；且可解毒、利尿。

【验方精选】

1. 痢疾：苎麻根60g，野麻草30g，冰糖或红糖15g。水煎服。

2. 跌打损伤，胸部瘀肿：苎麻根125g。捣烂，加酒250g，蒸热分服。

3. 毒蛇咬伤：苎麻根适量，加黑桐油捣烂。敷患处。

【注意事项】无实热者慎服。

二、化瘀止血药

三七（根）

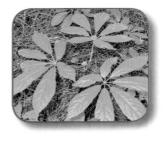

来源于五加科多年生草本植物三七 *Panax noto-ginseng*（Burk.）F. H. Chen 栽培品的干燥根。主产于云南。秋季开花前采挖，晒干。以个大而圆，质坚体重，皮细，断面色黑棕，无裂痕，味苦回甜浓厚者为佳。生用。

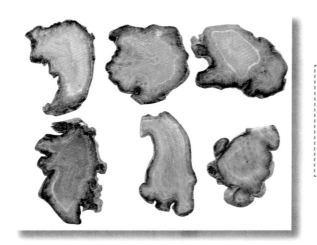

形：呈类圆锥形或纺锤形

色：灰褐色或灰黄色

气味：气微香，味微苦而辛

【性味功效】甘、微苦，温。化瘀止血，活血定痛。多研末服，每次 1～3g；亦可入煎剂，3～9g，外用适量，研末外掺或调敷。

【功用特点】本品化瘀止血药效卓著，用于各种内外出血证（以有瘀者为宜），有"止血而不留瘀，化瘀而不伤正"之特点，诚为血证良药。又能活血定痛，为伤科要药，其化瘀之功，用治心脑血管病及慢性肝炎有效。

【验方精选】

1. 妇人崩漏：贯众炭12g，三七9g，研细末，每次6g，日服2次。

2. 支气管扩张咯血，肺结核咯血：白及、海螵蛸、三七各180g。共研细末，每次服用9g，每日3次。

【注意事项】孕妇慎用。

茜草（根及根茎）

来源于茜草科多年生草本植物茜草 *Rubia cordifolia* L. 的干燥根及根茎。主产于安徽、江苏、山东、河南、陕西等地。春、秋季采挖，除去茎叶，洗净，晒干，以条粗长，表面红棕色，内橙红色，分歧少，无茎基及细根者为佳。生用或炒用。

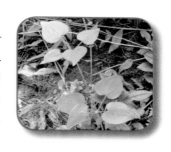

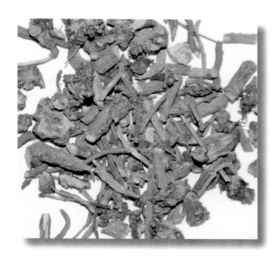

形：类圆形片或小段，有多数小孔

色：棕红色

味：苦涩

【性味功效】苦，寒。归肝经。凉血，祛瘀，止血，通经。煎服，6～9g。止血炒炭用；活血通经生用或酒炒用。

【功用特点】本品凉血化瘀止血，通经，多用于妇科。其凉血活血，可治疗血热、血瘀证，与牡丹皮、赤芍相似。

【验方精选】

1. 时行温毒，痘疮正发：煎茜草汁，加入酒服。

2. 牙痛：鲜茜草30～60g。水煎服。

3. 风热喉痹：茜草30g。水煎服。

【注意事项】脾胃虚寒及无瘀滞者慎服。

蒲黄（花粉）

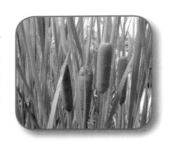

来源于香蒲科水生草本植物水烛香蒲*Typha angustifolia* L.、东方香蒲*T. orientalis* Presl或同属植物的干燥花粉。主产于江苏、浙江、安徽、山东等地。夏季采收蒲棒上部黄色雄花序，晒干碾轧、筛出花粉。以身干，色鲜黄，质轻，粉细，光滑，纯净者为佳。生用或炒用。

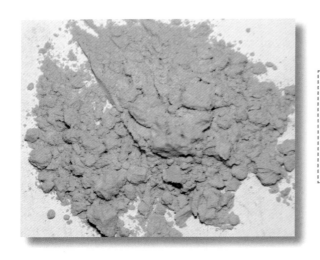

形：粉末状，手捻有滑腻感，易附于手上，放水中则漂浮于水面

色：鲜黄色

味：微甜

【性味功效】甘，平。止血，化瘀，通淋。煎服，5～9g，布包。外用适量。止血多炒用；散瘀多生用。

【功用特点】本品化瘀止血，对出血证无论寒热，有无瘀血，皆可随证配伍，以属实夹瘀者尤宜；化瘀止痛，治疗瘀滞痛证；兼能利尿，善于治疗血淋。

【验方精选】

1.产后乳汁不下结作痛：用蒲黄炒热研细，敷患处。

2.聤耳，脓血出不止：取蒲黄末，吹入耳中患处。

3.脱肛：蒲黄60g。以猪脂和敷肛上，纳之。

【注意事项】孕妇慎用。

三、收敛止血药

白及（块茎）

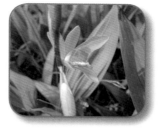

　　来源于兰科多年生草本植物白及 *Bletilla striata*（Thunb.）Reichb. f. 的干燥块茎。主产于四川、贵州、湖南、湖北、浙江等地。夏秋季采挖，除去残茎及须根，洗净，置沸水中煮至无白心，除去外皮，晒干。以根茎肥厚、色白明亮、个大坚实、无须根者为佳。切片生用。

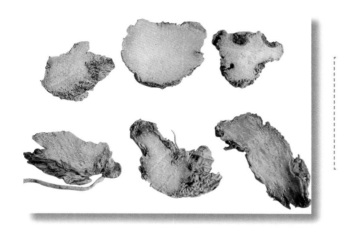

> **形**：不规则薄片，角质样
>
> **色**：表面黄白色，断面类白色
>
> **味**：苦，嚼之有黏性

　　【性味功效】苦、甘、涩，寒。收敛止血，消肿生肌。煎服，6～15g；散剂，每次3～6g。外用适量。

　　【功用特点】本品质黏而涩，为收涩止血的要药，用于内外诸出血证，尤以治疗肺胃出血效佳。兼能消肿生肌。

　　【验方精选】

　　1. 汤火灼伤：白及研末，用油调敷患处。

　　2. 冬天手足皲裂：白及研末，水调敷患处，三五天不能沾水。

　　3. 矽肺，咳嗽少痰，胸痛：鲜白及60g，加桔梗15～30g。水煎服。

　　【注意事项】反乌头。

仙鹤草（地上部分）

来源于蔷薇科多年生草本植物龙牙草*Agrimonia pilosa* Ledeb. 的干燥地上部分。产于全国大部分地区。夏、秋季茎叶茂盛时采割，除去杂质，晒干。以身干，梗紫红色，枝嫩，叶完整者为佳。切段生用。

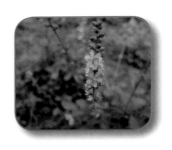

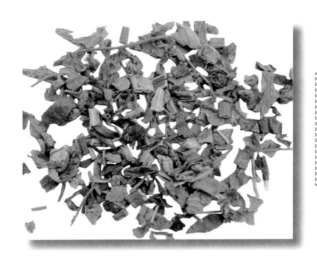

> **形**：不规则的段，茎多方柱形
>
> **色**：茎红棕色或绿褐色，叶暗绿色
>
> **味**：微苦

【性味功效】苦、涩，平。收敛止血，截疟，止痢，解毒，补虚。煎服，6～12g。大剂量可用30～60g。外用适量。

【功用特点】本品性平，收敛止血，对多种出血证均可用之；又可补虚、消积止痢，治疗小儿疳积、血痢、久病泻痢及脱力劳伤；兼能杀虫止痒。

【验方精选】

1. 虚损所致唾血、咯血：仙鹤草18g，红枣5枚。水煎服。

2. 赤白痢：仙鹤草9～18g。水煎服。

3. 金创：仙鹤草熟捣，敷贴患处。兼有止血的功效。

【注意事项】外感初起，泄泻发热者忌用。

棕榈炭（叶柄炭）

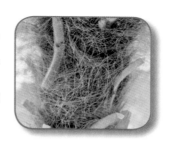

　　来源于棕榈科棕榈*Trachycarpus fortunei*（Hook. f.）H. Wendl. 的干燥叶柄炭。主产于华东、华南、西南等地。采棕时割取旧叶柄下延部分及鞘片，除去纤维状棕毛，晒干，切成小片，以陈久者为佳，煅炭用。

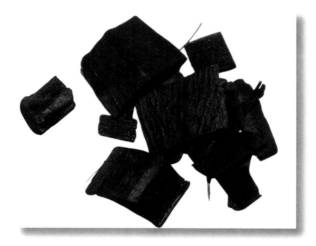

形：不规则块状

色：黑褐色，有光泽

味：苦涩

　　【性味功效】苦、涩，平。收敛止血。煎服，3 ～ 9g；研末服 1 ～ 1.5g。
　　【功用特点】本品功专于收敛止血，可治多种出血证，以妇科崩漏多用，因作用较强，以无瘀滞者为宜。
　　【注意事项】瘀滞之出血忌用。

四、温经止血药

炮姜（根茎）

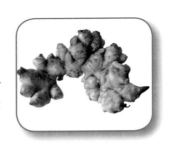

为干姜药材的炮制品，以干姜砂烫至鼓起，表面棕褐色，或炒炭至外表色黑，内呈棕褐色入药。

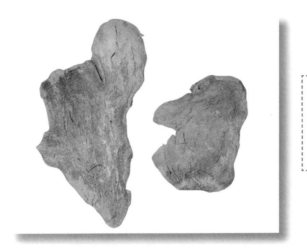

> **形**：指状分枝，质轻泡
> **色**：棕褐色
> **气味**：气香特异，味微辛、辣

【性味功效】苦、涩，温。温经止血，温中止痛。煎服，3 ～ 6g。

【功用特点】本品温经止血，是脾阳虚、脾不统血之出血证的首选要药；又可温中止痛、止泻。用于脾胃虚寒腹痛、腹泻。

艾叶（叶）

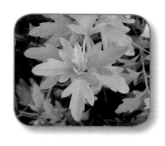

来源于菊科多年生草本植物艾 *Artemisia argyi* Lévl. et Vant. 的干燥叶。产于全国大部分地区。以湖北蕲州产者为佳，称"蕲艾"。春夏间花未开放时采摘，以叶厚，叶下面灰白色，绒毛多，香气浓郁者为佳。晒干生用或炒炭用。

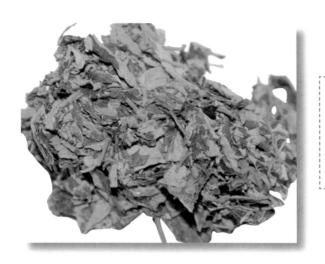

形：边缘有不规则的粗锯齿

色：上表面灰绿色，下表面密生灰白色绒毛

气味：气清香，味苦

【性味功效】苦、辛，温。温经止血，散寒止痛。煎服，3 ～ 9g；外用适量。

【功用特点】本品温经止血暖宫，为妇科要药，尤宜于治疗虚寒崩漏；又能温经散寒，调经止痛，止血安胎。

【验方精选】

1. 寻常疣，扁平疣：采新鲜艾叶，揉至出汗，在疣表面摩擦至皮肤微热或微红。

2. 癣：用醋煎艾叶，涂抹患处。

3. 黄水疮：蕲艾30g。烧灰至存性，研为末，涂抹患处。

【注意事项】阴虚血热者慎服。

第十二章　活血化瘀药

一、活血止痛药

川芎（根茎）

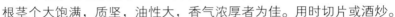

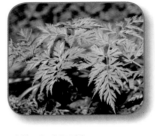

来源于伞形科多年生草本植物川芎*Ligusticum chuanxiong* Hort. 栽培品的干燥根茎。主产于四川。五月采挖，除去泥沙，晒后烘干，再去须根。以根茎个大饱满，质坚，油性大，香气浓厚者为佳。用时切片或酒炒。

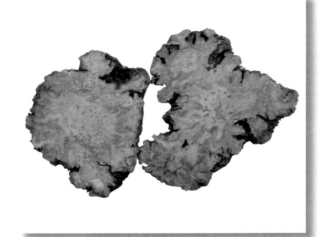

> **形**：不规则厚片，类蝴蝶；周边粗糙不整齐；断面有波状环纹及棕色小油点
>
> **色**：断面灰黄色；周边棕褐色
>
> **气味**：香气特异，味微苦

【性味功效】辛，温。活血行气，祛风止痛。煎服，3 ～ 9g。

【功用特点】本品为"血中之气药"，是妇科活血调经之要药，尚治多种寒凝气滞血瘀之证；又秉升散之性，祛风止痛，为治头痛之要药，无论风寒、风热、风湿、血虚、血瘀，均可随证配伍用之，并治风湿痹证。

【验方精选】

1. 风热头痛：川芎3g，茶叶6g。水400mL，饭前热服。

2. 产后血晕：当归30g，川芎15g。炒荆芥穗6g，水煎服。

【注意事项】凡阴虚火旺，多汗，以及月经过多者，应慎用。

延胡索（块茎）

来源于罂粟科多年生草本植物延胡索*Corydalis yanhusuo* W. T. Wang 的干燥块茎。主产于浙江、江苏、湖北、湖南等地。夏初茎叶枯萎时采挖，除去须根，置沸水中煮至恰无白心时取出，晒干。以个大饱满，质坚，外色黄，内色黄亮者为佳。切厚片或捣碎，生用或醋炙用。

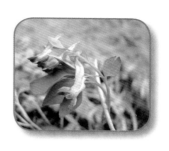

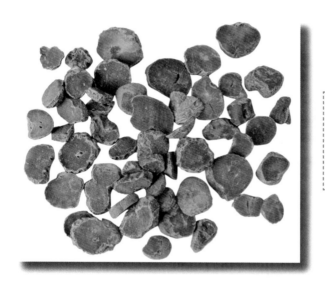

形：不规则圆形厚片

色：表面黄褐色，断面黄色

味：苦

【性味功效】辛、苦，温。活血散瘀，行气止痛。煎服，3 ～ 9g；研末服 1.5 ～ 3g。

【功用特点】本品活血行气止痛功良，凡一身上下气滞血瘀诸痛证均可应用，尤其对内脏诸痛有较好疗效。

【验方精选】

1. 产后恶露不尽，腹痛：延胡索适量。研末，温酒调3g送服。

2. 下痢腹痛：延胡索9g。米汤送服。

3. 跌打损伤：延胡索适量。研末，每次3 ～ 6g，开水送服。

【注意事项】孕妇禁服，体虚者慎服。

郁金（块根）

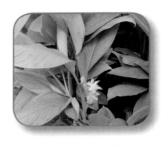

来源于姜科多年生草本植物温郁金*Curcuma wenyujin* Y. H. Chen et C. Ling、姜黄*C. longa* L.、广西莪术*C. kwangsiensis* S. G. Lee et C. F. Liang 或蓬莪术*C. phaeocaulis* Val. 的干燥块根。主产于浙江、四川等地。前两者分别习称"温郁金"和"黄丝郁金"，其余按性状不同习称"桂郁金"或"绿丝郁金"。冬季茎叶枯萎后采挖，摘取块根，除去细根，蒸或煮至透心，干燥。温郁金（川郁金）以个大，外皮少皱缩，断面灰黑色者为佳；黄丝郁金（广郁金）以个大肥满，外皮皱纹细，断面棕黄色者为佳。切片或打碎，生用或矾水炒用。

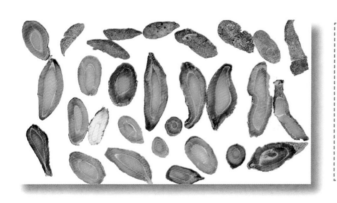

形：不规则或长椭圆形片状，断面有环纹

色：表面灰褐色，断面棕黄色、灰黑色或灰白色

气味：气微香，味微苦

【性味功效】辛、苦，寒。活血止痛，行气解郁，凉血清心，利胆退黄。煎服，3～9g；研末服，2～5g。

【功用特点】本品入肝、胆经，活血行气止痛，利胆退黄，用于治疗气滞血瘀胸、胁、腹痛；湿热黄疸；入心经，又能解郁清心、凉血止血，用于热病神昏，癫痫痰闭之证及气火上逆之出血证。

【验方精选】

1. 产后心痛，血气上冲：郁金烧存性为末6g。米醋送服。

2. 衄血吐血：郁金适量。研末，每次6g送服。

3. 肠梗阻：郁金、桃仁、瓜蒌各9g。水煎后加麻油150g，送服。

【注意事项】阴虚失血及无气滞血瘀者忌服，孕妇慎服。不宜与丁香同用。

姜黄（根茎）

来源于姜科多年生草本植物姜黄 Curcuma lon-ga L. 的干燥根茎。主产于四川、福建。冬季茎叶枯萎时采挖，煮或蒸至透心，晒干，除去须根，切厚片，生用。以断面棕黄色、质坚实，气味浓者为佳。

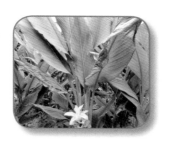

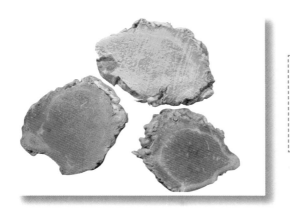

形：不规则或类圆形厚片
色：断面金黄色，环纹明显
气味：气香特异，味苦、辛

【性味功效】辛、苦，温。破血行气，通络止痛。煎服，3 ～ 9g；外用适量。

【功用特点】本品善于治疗血瘀气滞的胸、胁、腹疼痛，经闭、产后腹痛及跌打损伤；外散风寒湿邪，内行气血，温通经络，长于行肢臂而治疗风湿痹痛。

【验方精选】

1. 疮癣初发：姜黄适量。研末擦患处。

2. 心痛难忍：姜黄30g，桂枝90g。研末，每次3g，醋汤送服。

【注意事项】血虚而无气滞血瘀者忌服。

乳香（油胶树脂）

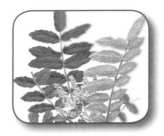

来源于橄榄科小乔木乳香树*Boswellia carterii* Birdw. 及其同属植物*B. bhawdajiana*皮部渗出的油胶树脂。主产于非洲索马里、埃塞俄比亚等地。春夏季均可采收。将树干的皮部由下而上顺序切伤，使树脂渗出数天后凝成固体，即可采取。以淡黄色，颗粒状，半透明，质硬而脆，断面具玻璃样光泽，气芳香者为佳。入药多炒用。

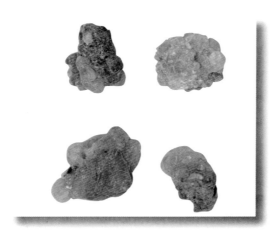

形：不规则团块状，破碎面有蜡样光泽

色：黄白色，半透明，被有黄白色粉末

气味：有特异香气，味微苦

【性味功效】辛、苦，温。活血行气止痛，消肿生肌。煎服，3 ～ 9g，外用适量。

【功用特点】本品为外伤科要药，用于外伤科跌打损伤，疮疡痈肿及瘀血阻滞诸痛证。

【验方精选】

赤流丹肿：天仙藤30g，焙干为末，乳香3g，研末。每次服用3g，用温酒送服。

【注意事项】孕妇及无瘀滞者忌用；本品气浊味苦，易致恶心呕吐，故内服不宜多用；胃弱者慎用。

没药（油胶树脂）

来源于橄榄科灌木或小乔木地丁树 *Commiphora myrrha* Engl. 或哈地丁树 *C. molmol* Engl. 皮部渗出的油胶树脂。主产于非洲索马里、埃塞俄比亚以及印度等地。11月至翌年2月，采集由树皮裂缝处渗出于空气中变成红棕色坚块的油胶树脂，去净树皮及杂质，以块大，色黄棕，显油润，香气浓，味苦者为佳。打碎后炒用。

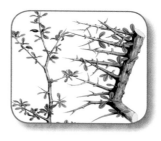

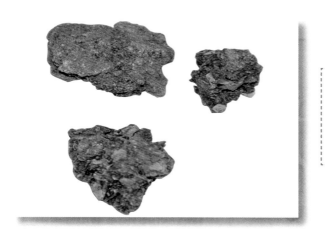

形：不规则团块状

色：棕褐色，不透明

气味：特异香气，味苦而有黏性

【性味功效】苦、辛，平。活血止痛，消肿生肌。煎服，3～9g，外用适量。

【功用特点】本品功效主治与乳香相似，治疗跌损瘀痛，痈疽肿痛，溃疡久不收口及一切瘀滞心腹诸痛，常与乳香相须为用。

【验方精选】

1. 前列腺肥大：海金沙3g，生蒲黄10g，穿山甲15g，没药3g，琥珀末1g。水煎服。

2. 腹痛致晕：小茴香、枳壳各30g，没药15g。研末，热酒调下。

【注意事项】同乳香。如与乳香同用，两药用量皆须相应减少。

五灵脂

来源于鼯鼠科动物复齿鼯鼠*Trogopterus xan-thipes* Milne-Edwards 的干燥粪便。主产于河北、山西、甘肃等地。全年均可采收。除去杂质晒干。许多粪便凝结成块状的称"灵脂块"，又称"糖灵脂"，质佳；粪粒松散成米粒状的，称"灵脂米"，质量较差。醋炙用。

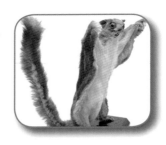

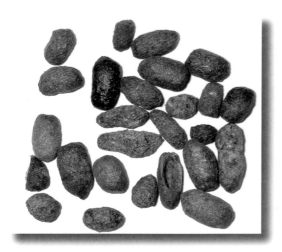

形：椭圆形、长卵圆形
色：棕褐色
味：苦咸

【性味功效】苦、咸、甘，温。活血止痛，化瘀止血。煎服，3～10g，包煎，或入丸散用。外用适量。

【功用特点】本品为治疗血瘀诸痛证之要药。

【注意事项】血虚无瘀及孕妇慎用。"十九畏"认为人参畏五灵脂，一般不宜同用。但临床上对血瘀日久，或癥积等血瘀而见气虚明显之顽症，常配用之。

二、活血调经药

丹参（根及根茎）

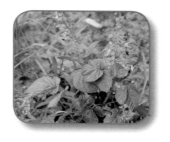

来源于唇形科多年生草本植物丹参*Salvia miltiorrhiza* Bge. 的干燥根及根茎。分布于全国大部分地区，主产于江苏、安徽、河北、四川等地。春秋季采挖，洗净，晒干。以条粗壮，无芦头、须根，表面紫红色，皮细，肉质饱满，质软柔润，味甜微苦者为佳。生用或酒炙用。

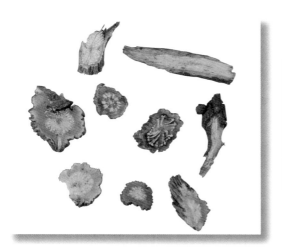

形：不规则片状

色：皮部棕红色，木质部灰黄色，导管束黄白色，呈放射状排列

味：微苦

【性味功效】苦，微寒。活血调经，凉血消痈，清心安神。煎服，9～15g。

【功用特点】本品为活血化瘀的要药，广泛治疗各种瘀血病证。因性寒，又可凉血，以血热瘀滞用之为佳，活血调经，为妇科要药。

【验方精选】

1. 月经不调：丹参500g。研末，酒泛为丸。每次9g，清晨开水送服。

2. 神经衰弱：丹参15g，五味子30g。水煎服。

3. 急性腹痛：丹参15g。捣末，热酒调6g送服。

【注意事项】反藜芦。

红花（花）

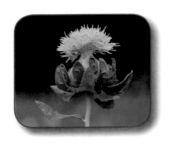

来源于菊科一年生草本植物红花*Carthamus tinctorius* L. 的干燥花。全国各地多有栽培，主产于河南、浙江、四川、江苏等地。夏季花由黄变红时采摘，阴干或晒干，生用。以身干，花冠长，色鲜红，质柔软，无枝刺者为佳。

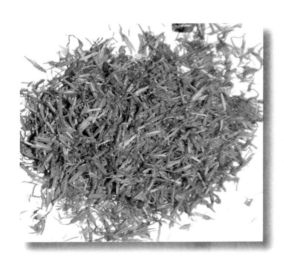

形：花冠筒细长，先端5裂

色：红黄色或红色，水浸液金黄色

【性味功效】辛，温。活血通经，祛瘀止痛。煎服，3～9g；外用适量。

【功用特点】本品除治疗妇科经产诸证外，尚可治疗癥瘕积聚、胸痹心痛、跌打损伤等瘀血阻滞之证。

【验方精选】

1. 褥疮：红花适量。泡酒外搽患处。

2. 妇人染风邪致腹中血气刺痛：红花30g。酒1L煎服。

【注意事项】孕妇慎用，有出血倾向者不宜多用。

桃仁（种仁）

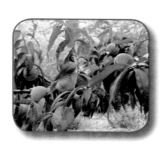

来源于蔷薇科落叶小乔木桃*Prunus persica*（L.）Batsch 或山桃*P. davidiana*（Carr.）Franch. 的干燥种仁。全国大部分地区均有，主产于中南部地区。果实成熟后收集果核，取出种子，去皮，晒干生用，或炒用。以颗粒饱满，整齐，不破碎，外皮色棕红，种仁色白者为佳。

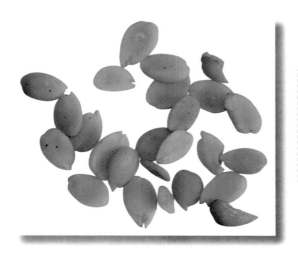

形：扁长卵圆形，一端
尖，中部膨大，另一端钝
圆，边缘较薄

色：黄棕色

味：微苦

【性味功效】苦、甘，平。活血祛瘀，润肠通便，止咳平喘。煎服，4.5～9g；宜捣碎入煎。

【功用特点】本品活血祛瘀力量较强，治疗多种瘀血证；善泄血分之壅滞，治疗肺痈、肠痈；兼有润肠通便之效，治疗肠燥便秘；有类似于杏仁的止咳平喘作用。

【验方精选】

1.产后血闭：桃仁20枚（去皮、尖），藕一块。水煎服。

2.小儿烂疮初起：用桃仁面敷患处。

【注意事项】孕妇忌服。过量可致中毒，出现头晕、心悸，甚至呼吸衰竭而死亡。

益母草（地上部分）

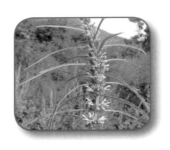

　　来源于唇形科一年生或二年生草本植物益母草 *Leonurus japonicus* Houtt. 的新鲜或干燥地上部分。产于全国各地。通常在夏季茎叶茂盛，花未开或初开时采割，切段，晒干。以茎细，质嫩，叶多，色灰绿者为佳。生用或熬膏用。

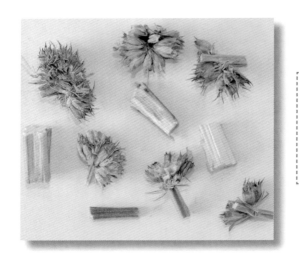

> **形**：不规则段，茎方形，四面有纵沟，轮伞花序腋生
>
> **色**：茎表面黄绿色，断面中部有髓
>
> **气味**：苦，微有香气

　　【性味功效】苦、辛，微寒。活血祛瘀，利水消肿，清热解毒。煎服，9～30g；鲜品，12～40g。或熬膏，入丸剂。外用适量捣敷或煎水外洗。

　　【功用特点】本品活血调经，为妇科经产之要药，故有"益母"之名；又利水消肿，对水瘀互阻的水肿尤为适宜；兼可清热解毒。

　　【验方精选】

　　1. 瘀血结块：益母草30g。水、酒各半煎服。

　　2. 肾炎水肿：益母草30g。水煎服。

　　3. 痛经：益母草15g，元胡索6g。水煎服。

　　【注意事项】孕妇忌服，血虚无瘀者慎用。

牛膝（根）

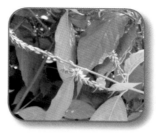

来源于苋科多年生草本植物牛膝（怀牛膝）*Achyranthes bidentata* Bl. 的干燥根。主产于河南，为河南的道地药材。冬季茎叶枯萎时采挖，除去须根及泥沙，捆成小把，将两端切齐，晒干。以条长，皮细肉肥，色黄者为佳。秋冬两季采挖，除去须根、地上茎及泥沙，烘干或晒至半干时，经发汗后再晒干，扎捆。以条粗壮，质柔韧，油润，断面棕或黄白色者为佳。生用或酒炙用。

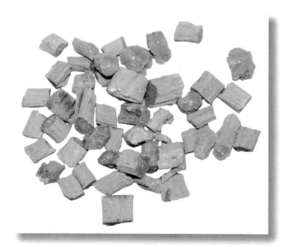

形：短圆柱形，有纵皱纹

色：浅棕黄色，断面棕黄色；木质部较大黄白色

味：微甜而稍苦涩

【性味功效】苦、甘、酸，平。活血通经，补肝肾，强筋骨，引火（血）下行，利尿通淋。煎服，4.5 ～ 9g。

【功用特点】牛膝制用补肝肾，强筋骨；生用性善下行，逐瘀通经，为调经疗伤之品；引火下行，以降上炎之火。

【验方精选】

1. 胞衣不出：牛膝240g，葵子30g。水煎服。

2. 痢下先赤后白：牛膝90g。捣碎，酒送服。

【注意事项】孕妇及月经过多者慎用，肾虚滑精，脾虚溏泄者亦不宜用。

鸡血藤（藤茎）

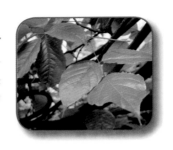

来源于豆科攀援灌木密花豆*Spatholobus sub-erectus* Dunn 的干燥藤茎。主产于广西。秋冬季采收，除去枝叶，切片，晒干。一般以树脂状分泌物多者为佳。生用或熬制鸡血藤膏用。

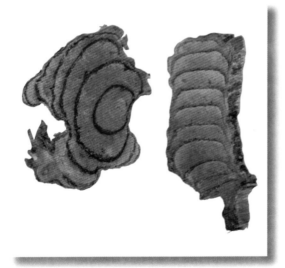

> **形**：椭圆形或不规则斜切片，断面韧皮部有树脂状分泌物，髓部偏向一侧
>
> **色**：栓皮灰棕色，木部棕黄色，韧皮部呈红棕色
>
> **味**：涩

【**性味功效**】苦、甘，温。活血补血，舒经活络。煎服，9～15g，大剂量可用30g，或浸酒服，或熬成膏服。

【**功用特点**】本品宜用于妇科血瘀、血虚经产诸证；藤茎类又可舒筋活络。

【**验方精选**】

1. 经闭：鸡血藤、穿破石各30g。水煎服。

2. 放射线引起的白血病：鸡血藤30g。水煎服。

【**注意事项**】阴虚阳亢者慎用。

三、活血疗伤药

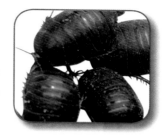

土鳖虫（雌虫的全体）

来源于鳖蠊科昆虫地鳖 *Eupolyphaga sinensis* Walker 或冀地鳖 *Steleophaga plancyi*（Boleny）雌虫的干燥全体。全国均有，主产于湖南、湖北、江苏、河南。野生者夏季捕捉，饲养者全年可捕捉。用沸水烫死，晒干或烘干。以虫体完整，体肥，色紫褐，油润光泽，腹中无泥土者为佳。

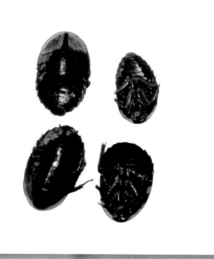

形：扁平卵形；足三对

色：背部紫褐色，有光泽，腹面红棕色

气味：气腥臭，味微咸

【性味功效】咸，寒。有小毒。破血逐瘀，续筋接骨。煎服，3～9g；研末服1～1.5g，以黄酒送服为佳。外用适量。

【功用特点】本品用治血瘀经闭、产后瘀滞腹痛重证及癥积痞块；又可续筋接骨，治疗跌损骨折瘀痛，为伤科所常用。

【注意事项】孕妇忌服。

自然铜（黄铁矿矿石）

来源于硫化物类矿物黄铁矿族黄铁矿，主含二硫化铁（FeS_2）。产于四川、云南、湖南、广东等地。四季可采，除去杂质，砸碎，或以火煅，醋淬后，研末或水飞用。以块整齐，色深赤黄，质较坚，表面光滑，断面有金属光泽者为佳。

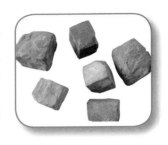

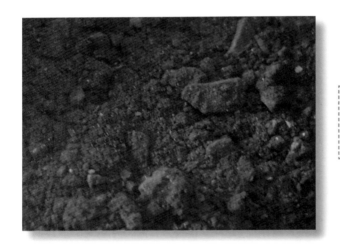

形：立方体

色：棕褐色，条痕绿黑色或棕红色

【性味功效】辛，平。跌打损伤，骨折筋断，瘀肿疼痛。先煎，3～9g。

【功用特点】本品活血散瘀止痛，接骨疗伤，尤长于促进骨折的愈合，为伤科接骨续筋的要药。

【注意事项】多入丸散，醋淬研末服，每次0.3g。不宜久服，凡阴虚火旺，血虚无瘀者应慎用。

苏木（心材）

来源于豆科灌木或小乔木苏木 *Caesalpinia sappan* L. 的干燥心材。主产于广东、广西、云南、台湾等地。四季可采伐，取树干，除去枝皮及边材，留取中心部分，锯段，晒干。以体粗大，质坚实，色黄红者为佳。用时刨成薄片或砍为小块，或经蒸软切片用。

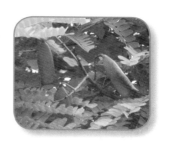

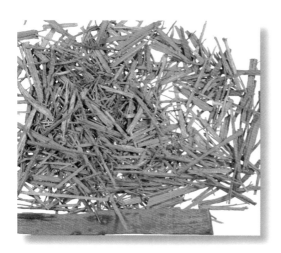

形：圆柱形

色：棕红色，有刀削痕

味：微涩

【性味功效】甘、咸、辛，平。活血疗伤，祛瘀通经，消肿止痛。煎服，3～9g；外用适量，研末撒。

【功用特点】本品活血疗伤，祛瘀通经，治疗妇、内、外科瘀血诸证。

【验方精选】

破伤风：苏木适量。捣散，每次9g，酒送服。

【注意事项】血虚无瘀者及孕妇忌服。

骨碎补（根茎）

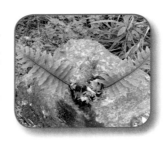

来源于水龙骨科多年生附生蕨类植物槲蕨 *Drynaria fortunei*（Kunze）J. Sm. 的干燥根茎。主产于浙江、湖北、广东、广西、四川。全年均可采挖，除去叶及鳞片，洗净，切片，干燥。以粗壮扁平者为佳。生用或砂烫用。

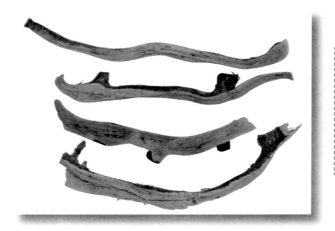

形：不规则厚片，残留细小鳞片，体轻脆，易折断

色：深棕色；断面红棕色

味：微涩

【性味功效】苦，温。归肝、肾经。活血续筋，补骨强骨。煎服，3 ～ 9g。鲜品，6 ～ 15g。外用适量。

【功用特点】本品名曰：骨碎补，实则补骨碎，为活血续伤止痛的良药。又能温补肾阳，强筋骨。

【验方精选】

1. 牙痛：骨碎补15 ～ 30g。打碎，水煎服。勿用铁器煮。

2. 跌打损伤，腰背、关节酸痛：骨碎补15 ～ 30g。水煎服。

【注意事项】阴虚内热或无瘀血者慎服。

马钱子（种子）

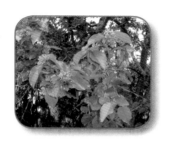

来源于马钱科木质大藤本植物马钱 *Strychnos nux-vomica* L. 的干燥成熟种子。主产于印度、越南、缅甸、泰国等地。冬季果实成熟时采，取出种子，晒干。以个大饱满，灰棕色微带绿色，有细密毛茸者为佳。炮制后入药。

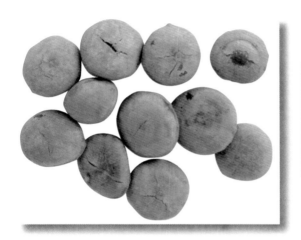

> 形：扁圆形，似纽扣，两面均膨胀鼓起
>
> 色：表面灰棕色，平行剖面可见深棕色胚乳
>
> 味：极苦

【性味功效】苦，寒。有大毒。通络止痛，散结消肿。内服制用，多入丸散，日服0.3～0.6g。外用适量，研末调涂。

【功用特点】本品治疗跌打损伤痈疽肿痛等；又有较强的通络止痛作用，远胜于他药，治疗风湿顽痹，麻木瘫痪等；近代单用治疗重症肌无力有一定疗效。

【验方精选】

1. 中耳炎：马钱子1个。以井水磨汁滴入耳内。

2. 狂犬病：马钱子1个。用酒磨成粉末，开水送服。

【注意事项】有大毒，内服不可多服久服，且需砂烫至鼓起呈棕褐色或深棕色方可入药。孕妇禁用。过量中毒可引起肢体颤动、惊厥、呼吸困难，甚至昏迷。

血竭（树脂）

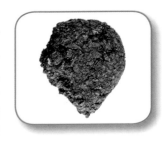

来源于棕榈科常绿藤本植物麒麟竭 *Daemonorops draco* Bl. 的果实渗出的树脂或经加工制成。主产于印尼、马来西亚、伊朗等国，我国广东、台湾等地亦有种植。采集果实，置蒸笼内蒸，使树脂渗出；或将树干砍破，使树脂自然渗出，凝固而成。以外表黑似铁，研末红如血，燃之其烟呛鼻，无松香气者为佳。打碎研末用。

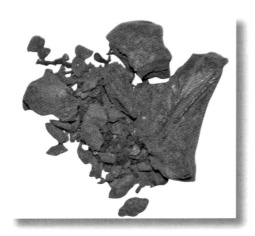

形：不规则碎粒或粉末

色：暗红色，有光泽，附有红粉，粉为砖红色

【性味功效】甘、咸，平。活血化瘀止痛，止血敛疮生肌。内服：多入丸散，研末服，每次 1～2g；外用适量，研末撒敷。

【功用特点】本品为伤科要药；又能化瘀止血，生肌敛疮，用于外伤出血及疮疡不敛等。

【验方精选】

1. 痔漏疼痛不可忍：血竭适量。研末，唾液调涂。

2. 臁疮不合：血竭适量。研末敷患处，以干为度。

3. 一切恶疮，年久不愈：血竭30g，炒铅丹15g。捣末，先用盐水洗疮后搽患处。

【注意事项】无瘀积者不必用。

四、破血消癥药

莪术（根茎）

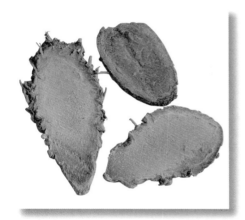

来源于姜科多年生宿根草本植物蓬莪术*Curcuma phaeocaulis* Val.、广西莪术*C. kwangsiensis* S. Lee et C. F. Liang 或温郁金*C. wenyujin* Y. H. Chen et C. Ling 的干燥根茎。主产于广西、四川、浙江、江西等地。冬季采挖，蒸或煮至透心，晒干，以质坚实、块大、香气浓者为佳。切片生用或醋制用。

> **形**：类圆形厚片
> **色**：外表皮灰棕色，切面黄绿色
> **气味**：气微香，味微苦而辛

【性味功效】辛、苦，温。破血行气，消积止痛。煎服，6 ～ 9g。外用适量。

【功用特点】本品常与三棱相须为用，用于气滞血瘀所致的癥瘕积聚、经闭以及心腹瘀痛等；又可消食积止痛，用于食积，脘腹胀痛。现代多用治子宫颈癌等多种癌症。

【验方精选】

1. 胃酸过多：莪术30g，川黄连、吴茱萸各15g。水煎后，弃去吴茱萸送服。

2. 上气喘急：莪术15g，酒600mL。煎服。

【注意事项】孕妇及月经过多者忌用。

三棱（块茎）

来源于黑三棱科多年生草本植物黑三棱*Sparganium stoloniferum* Buch.-Ham. 的干燥块茎。主产于江苏、河南、山东、江西等地。冬季至次春采挖，洗净削去外皮，晒干，以体重、质坚实、色黄白者为佳。切片生用或醋炙后用。

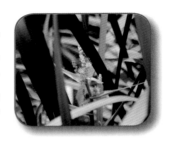

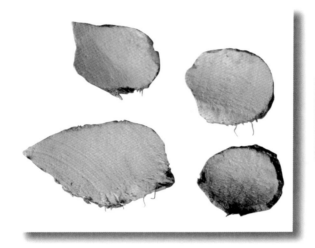

形：不规则圆形厚片
色：灰黄色
味：嚼之微有麻舌感

【性味功效】苦、辛，平。破血行气，消积止痛。煎服，4.5～9g。

【功用特点】与莪术基本相同，破血行气，消积止痛，常相须为用。然三棱偏于破血，莪术偏于破气。

【注意事项】孕妇及月经过多者忌用。

水蛭（全体）

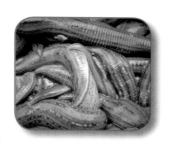

来源于环节动物水蛭科蚂蟥 *Whitmania pigra* Whitman、水蛭 *Hirude nipponica* Whitman 或柳叶蚂蟥 *W. acranulata* Whitman 的干燥全体。产于全国大部分地区。夏秋季捕捉，用沸水烫死，切段晒干或低温干燥，生用。或用滑石粉烫后用。以整齐、黑棕色、无杂质者为佳。

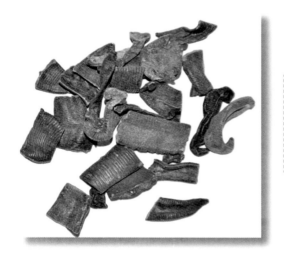

> **形**：不规则扁块状，略鼓起，断面松泡
>
> **色**：黑褐色
>
> **气**：微腥

【性味功效】咸、苦，平。有小毒。破血通经，逐瘀消癥。入煎剂，1.5 ～ 3g；研末服，0.3 ～ 0.5g。

【功用特点】本品破血逐瘀消癥，其力峻效宏，用于癥瘕积聚，血瘀经闭及跌打损伤。

【验方精选】治折伤：水蛭，新瓦上焙干，为细末，热酒调下一钱，食顷，痛减，更一服，痛止。便将折骨药封，以物夹定之（《经验方》）。

【注意事项】孕妇及月经过多者忌服。

穿山甲（鳞甲）

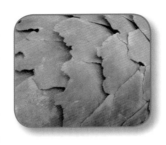

来源于脊椎动物鲮鲤科穿山甲*Manis pentadac-tyla* Linnaeus 的鳞甲。主产于广西、广东、贵州、云南等地。全年均可捕捉，杀死后置沸水中略烫，取下鳞片，洗净，晒干生用；或砂烫至鼓起，干燥；或炮后再以醋淬后用，用时捣碎。以片匀、色青黑、无腥气、不带皮肉者为佳。

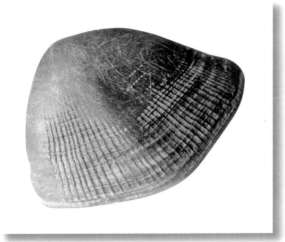

形：扇形，宽端有纵纹及横线纹，窄端光滑；内表面滑润，中部有一条弓形的横向棱形

色：黄褐色，有光泽

气味：气微腥，味微咸

【性味功效】咸、微寒。活血消癥，通经，下乳，消肿排脓。煎服，5～9g；研末服，1～1.5g。

【功用特点】本品性善走窜，内达脏腑经络，能活血消癥，通经下乳，用于癥瘕、经闭、风湿痹痛及产后乳汁不下等；又可消肿排脓，用于痈肿疮毒、瘰疬等，使未成脓者消散，已成脓者速溃。

【注意事项】孕妇及痈肿已溃者忌用。

第十三章　化痰止咳平喘药

一、化痰药

半夏（块茎）

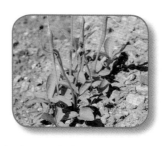

来源于天南星科多年生草本植物半夏*Pinellia ternata*（Thunb.）Breit. 的干燥块茎。以个大、皮净、色白、质坚实、致密、粉性足者为佳。分别称为姜半夏、法半夏、清半夏等。产于我国大部分地区。主产于四川、湖北、江苏、安徽等地。夏秋季茎叶茂盛时采挖，除去外皮及须根，晒干，为生半夏；一般用姜汁、明矾等制过入药。

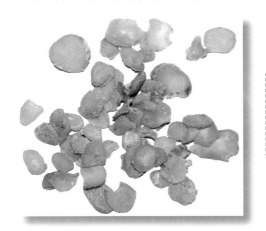

> **形**：不规则的小圆薄片
>
> **色**：淡黄白色
>
> **味**：微涩，微有麻舌感

【性味功效】辛，温；有毒。燥湿化痰，降逆止呕，消痞散结；外用消肿止痛。内服煎汤，3～10g。

【功用特点】本品为燥湿化痰，温化寒痰之要药，尤善治脏腑之湿痰。用于湿痰、寒痰证；和胃降逆止呕，为止呕的要药，用于胃气上逆呕吐，对痰饮或胃寒呕吐尤宜。又可化痰消痞散结，外用能消肿止痛。

【验方精选】

1.小儿惊风：生半夏3g，皂角1.5g。研末吹少许入鼻中。

2.外伤性出血：生半夏、乌贼骨同等量。研末撒在患处。

3.黄疸：半夏、生姜各250g。水煎服。

【注意事项】反乌头。其性温燥，阴虚燥咳、血证、热痰、燥痰应慎用。然经过配伍热痰证也可用之。

天南星（块茎）

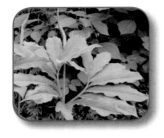

来源于天南星科多年生草本植物天南星*Arisaema erubescens*（Wall.）Schott、异叶天南星*A. heterophyllum* Bl. 或东北天南星*A. amurense* Maxim. 的干燥块茎。以个大，色白，粉性足者为佳。天南星主产于河南、河北、四川等地；东北天南星主产于辽宁、吉林等地。秋冬季采挖，除去须根及外皮，晒干，即天南星；用姜汁、明矾制过用，为制南星。

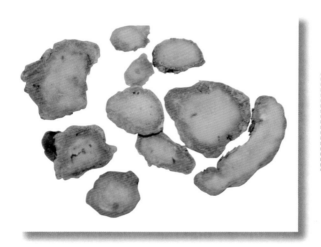

形：不规则圆形厚片，半透明

色：黄白色

味：涩、微麻

【性味功效】苦、辛，温。有毒。燥湿化痰，降逆止呕，消痞散结。

【功用特点】本品燥湿化痰功似半夏而胜之，治疗湿痰、寒痰、顽痰；祛风解痉，善于祛经络风痰而止痉，为治疗风痰诸证（眩晕、中风、癫痫、口眼歪斜、破伤风等）的要药；外用消肿散结止痛，治疗痈疽肿痛、毒蛇咬伤、子宫颈癌。

【验方精选】

1. 乳痈：天南星细末。生姜汁调和涂患处。

2. 瘿瘤：天南星细末。醋调和敷患处。

【注意事项】阴虚燥痰及孕妇慎用。

白附子（块茎）

来源于天南星科多年生草本植物独角莲 *Typhonium giganteum* Engl. 的干燥块茎。以个大、质坚实、色白、粉性足者为佳。别名禹白附。主产于河南、甘肃、湖北等地。秋季采挖，除去残茎、须根及外皮，晒干。或用白矾、生姜制后切片。

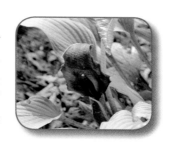

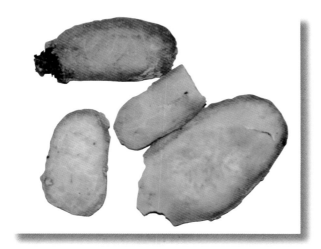

形：椭圆形厚片

色：外表皮淡棕色，切面黄色

味：微有麻舌感

【性味功效】辛、甘，温。有毒。祛风痰，止痉，解毒散结。煎服，3 ～ 5g；研末服，0.5 ～ 1g，宜炮制后用。

【功用特点】本品有毒，燥湿化痰，更善祛风痰而解痉止痛，长于治疗风痰及头面诸疾；兼有解毒散结之功，治疗瘰疬痰核及毒蛇咬伤。

【验方精选】破伤风：天南星、白芷、白附子、天麻、羌活、防风各30g。研末调敷伤处。

【注意事项】本品辛温燥烈，阴虚血虚动风或热动肝风，以及孕妇，均不宜用。生品一般不内服。

白芥子（种子）

来源于十字花科一年生或越年生草本植物白芥 *Sinapis alba* L. 的干燥种子。主产于安徽、河南等地。夏末秋初，果实成熟时割取全株，晒干后打下种子。以个大饱满，色黄白，纯净者为佳。生用或炒用。

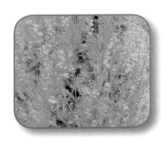

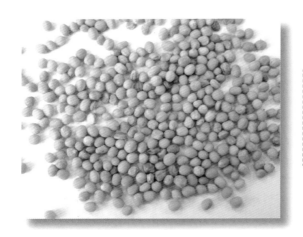

形：圆球形，破开可见黄色折叠的子叶；富油性

色：黄白色

味：辛、辣

【性味功效】辛，温。温肺化痰，利气，散结消肿。煎服，3～6g。外用适量，研末调服，或作发泡用。

【功用特点】本品温肺化痰，利气散结，既善于祛寒痰，更长于祛皮里膜外之痰。古有"痰在胁下及皮里膜外，非白芥子莫能达"的说法。故寒痰喘咳，胸胁支满刺痛及痰注关节肌肤所致的关节疼痛，肢体不利；或寒痰流注肌肤发为阴疽痰核者，白芥子均为主治。

【注意事项】本品辛温走散，耗气伤阴，久咳肺虚及阴虚火旺者忌用；对皮肤黏膜有刺激，易发泡，有消化道溃疡、出血者及皮肤过敏者忌用。用量不宜过大，过量易致胃肠炎，产生腹痛，腹泻。

皂荚（成熟果实）

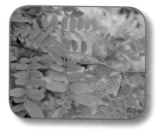

来源于豆科落叶乔木植物皂荚*Gleditsia sinensis* Lam. 的干燥成熟果实，又名皂角。形扁长者，称"大皂荚"；其植株受伤后所结的小型果实，弯曲成月牙形，称"猪牙皂"，又称"小皂荚"，均入药。主产于四川、河北、陕西、河南等地。秋季采摘成熟果实，晒干，以肥厚、饱满、坚实、色紫褐者为佳。切片（不去种子）生用，或炒用。

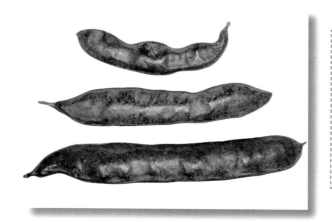

形：扁长片状，两端尖；两侧纵棱线明显，摇之有响声

色：黑棕色，被灰色粉霜

气味：气特异，有强烈刺激性，粉末嗅之有催嚏性；味辛辣

【**性味功效**】辛、咸，温。祛顽痰，开窍通闭，祛风杀虫。内服煎汤，1.5 ～ 5g。

【**功用特点**】本品有小毒，为强烈的祛顽痰开窍药，兼可祛风杀虫，现应用不多。

【**验方精选**】

1. 便毒、痈疽：皂荚一条。用醋煮烂，研成膏敷患处。

2. 腹部肿痛：皂荚炙黄为末，酒1L，煮开送服。

【**注意事项**】内服剂量不宜过大，大则引起呕吐、腹泻。本品辛散走窜之性极强，顽痰属证实体壮者才可使用。孕妇、气虚阴亏及有出血倾向者忌用。

旋覆花（头状花序）

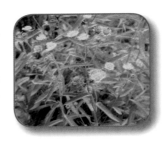

来源于菊科多年生草本植物旋覆花*Inula japonica* Thunb. 或欧亚旋覆花*I. britannica* L. 的干燥头状花序。主产于河南、河北、江苏、浙江、安徽等地。夏秋季花开时采收，除去杂质，阴干或晒干。以朵大、金黄色、有白绒毛、无枝梗者为佳。生用或蜜炙用。

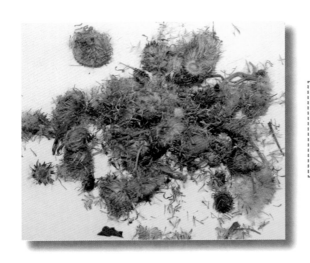

> **形**：扁球形或类球形
> **色**：苞片及花梗表面被白色绒毛，舌状花黄色
> **味**：微苦

【**性味功效**】苦、辛、咸，微温。降气行水化痰，降逆止呕。煎服，3～10g；布包。

【**功用特点**】"诸花皆升，旋覆独降"，旋覆花善降肺胃之气逆而降气化痰，治疗咳喘痰多，胸膈痞满；降逆止呕，治疗噫气，呕吐。

【**验方精选**】

1.小便困难：旋覆花一把。捣汁，白酒调服。

2.胸胁痞闷，或胀痛：旋覆花90g，葱14根，茜草少许。水煎服。

【**注意事项**】阴虚劳咳，津伤燥咳者忌用；又因本品有绒毛，易刺激咽喉作痒而致呛咳呕吐，故须布包入煎。

白前（根茎及根）

来源于萝藦科多年生草本植物柳叶白前 *Cynanchum stauntonii*（Decne.）Schltr. ex Lévl. 或芫花叶白前 *C. glaucescens*（Decne.）Hand.-Mazz. 的干燥根茎及根。主产于浙江、安徽、福建、湖北、江西、湖南等地。秋季采挖，洗净。以根茎粗、须根长、无泥土及杂质者为佳。晒干生用或蜜炙用。

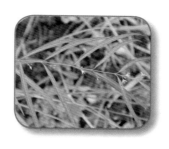

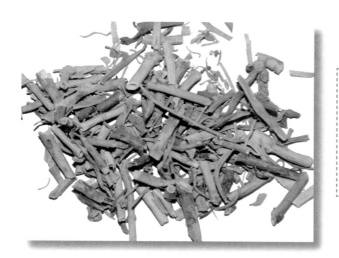

形：细长圆柱形，根茎节明显；断面中空或有膜质髓

色：黄棕色；断面白色

味：苦

【性味功效】辛、苦，微温。降气，消痰，止咳。内服煎汤，3～10g。

【功用特点】本品长于降肺气而化痰止咳，药性平和，无论属寒属热，内伤外感均可用之，尤以寒痰阻肺，肺气失降者为好。

【验方精选】

1. 胃脘痛，虚热痛：白前、重阳木根各15g。水煎服。

2. 脾肿大：白前15g。水煎服。

前胡（根）

来源于伞形科多年生草本植物白花前胡*Peuce-danum praeruptorum* Dunn 的干燥根。主产于浙江、湖南、四川等地。冬季至次春茎叶枯萎或未抽花茎时采挖，除去须根，晒干。以条整齐，粗壮，质柔软，皮部肉质厚，断面油点多，香气浓者为佳。切片生用或蜜炙用。

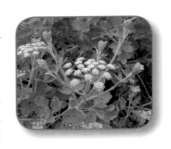

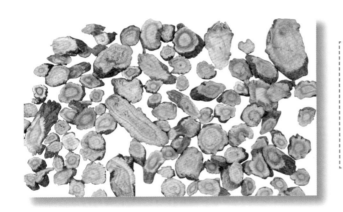

形：类圆形厚片

色：切面淡黄白色，形成层浅棕色；周边黑褐色

气味：气芳香，味微苦、辛

【性味功效】苦、辛，微寒。降气化痰，宣散风热。内服煎汤，6～10g。

【功用特点】本品为降气化痰，宣散风热药，宜用于痰热阻肺，咳喘痰多及外感风热咳嗽有痰者。

【验方精选】

1. 小儿乳食失调，积滞不化：前胡、胡黄连各3g，柴胡6g，猪脊髓1条，猪胆1个。水煎服。

2. 小儿风热气喘：前胡（去芦）适量。研末，炼蜜作丸小豆大。每天1丸，热水送服。

【注意事项】阴虚咳嗽、痰饮咳嗽患者慎用。

桔梗（根）

来源于桔梗科多年生草本植物桔梗*Platycodon grandiflorum*（Jacq.）A. DC. 的干燥根。产于全国大部分地区。以东北、华北地区产量较大，华东地区质量较优。春秋季采挖，除去须根，剥去外皮或不去外皮，切片晒干生用。以条粗均匀，质坚实，色洁白，菊花心明显，微甜、味苦者为佳。

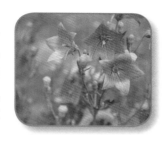

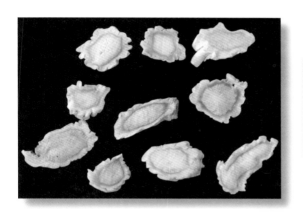

形：椭圆形或不规则厚片

色：切面有棕色环；皮部类白色，木部浅黄白色

味：微甜后苦

【性味功效】苦、辛，平。开宣肺气，祛痰排脓，利咽。内服煎汤，3～10g。

【功用特点】本品专入肺经，长于开宣肺气，祛痰利咽排脓，为治咳嗽痰多，胸闷不畅（寒热皆可），咽痛失音及肺痈之良药。此外为治疗胸膈以上疾病的引经药。

【验方精选】

1. 喉痹及毒气：桔梗60g。水煎服。

2. 怀孕时心腹突然大痛：桔梗30g，锉细，生姜3片，水煎服。

【注意事项】本品性升散，凡气机上逆，呕吐、呛咳、眩晕、阴虚火旺咳血等，不宜用。用量过大易致恶心呕吐，又因桔梗皂苷有溶血作用，不宜作注射给药。

川贝母（鳞茎）

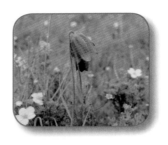

来源于百合科多年生草本植物川贝母*Fritillaria cirrhosa* D. Don. 、暗紫贝母*F. unibracteata* Hsiao et K. C. Hsia. 、甘肃贝母*F. przewalskii* Maxim. 或梭砂贝母*F. delavayi* Franch. 、太白贝母*F. taipaiensis* P.Y.Li 或瓦布贝母*F. unibracteata* Hsiao et K.C. Hsia var. *wabuensis*（S. Y. Tang et S.C. Yue）Z. D. Liu, S. Wang et S.C. Chen 的干燥鳞茎。按不同性状习称"松贝""青贝""炉贝"和"栽培品"。主产于四川、云南、甘肃等地。夏秋季采挖，除去须根，粗皮，晒干。一般以质坚实，色洁白，粉性足者为佳。通常认为松贝最优，青贝次之。打碎生用。

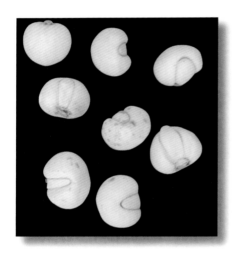

形：近球形，怀中抱月，顶部闭合，富粉性

色：类白色

味：微苦

【性味功效】苦、甘，微寒。清热化痰，散结消肿。煎服，3 ～ 10g；研末服，1 ～ 2g。

【功用特点】本品既清热化痰，又能润肺止咳，尤宜于肺虚久咳，痰少咽燥或痰中带血等症；又可散结消肿，治疗瘰疬疮肿及乳痈，肺痈。

【验方精选】婴幼儿消化不良：川贝母粉，每日按每公斤体重0.1g，分3次服用。

【注意事项】反乌头。

浙贝母（鳞茎）

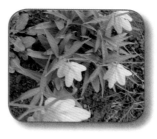

　　来源于百合科多年生草本植物浙贝母*Fritillaria thunbergii* Miq. 的干燥鳞茎。原产于浙江象山，现主产于浙江鄞县。此外，江苏、安徽、湖南、江西等地亦产。初夏植株枯萎时采挖，洗净，大小分开，大者去芯芽，习称"大贝"；小者不去芯芽，习称"珠贝"；撞擦去外皮，拌以煅过的贝壳粉，吸去擦出的浆汁，干燥。或取鳞茎，除去芯芽，趁鲜切厚片习称"浙贝片"。一般以鳞叶肥厚，质坚实，表面及断面白色、粉性足者为佳。

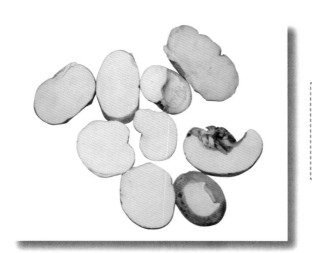

> **形**：椭圆形或类肾形，质脆，易折断，富粉性
>
> **色**：黄白色
>
> **味**：微苦

【性味功效】苦，寒。清热化痰，散结消痈。煎服，3 ～ 10g。

【功用特点】本品清热化痰、开郁散结作用均强于川贝，临床多用于治疗风热、燥热、痰热咳嗽及瘰疬、瘿瘤、疮痈、肺痈等。

【注意事项】反乌头。

瓜蒌（成熟果实）

来源于葫芦科多年生草质藤本植物栝楼 *Trichosanthes kirilowii* Maxim. 或双边栝楼 *T. rosthornii* Harms 的干燥成熟果实。以个大不破，皮厚柔韧，皱缩，色橙黄，糖性足者为佳。分布于全国，主产于河北、河南、安徽、浙江、江苏、山东等地。秋季采收，将皮与种子分别干燥生用。或以仁制霜用。

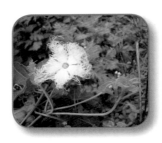

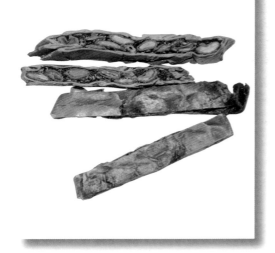

形：不规则丝状或块状

色：橙红色，果瓢橙黄色

气味：有焦糖气，味微酸、甜

【性味功效】甘、微苦，寒。清热化痰，宽胸散结，润肠通便。煎服，全瓜蒌9～15g，瓜蒌皮6～9g，瓜蒌仁9～15g。

【功用特点】本品既能清热化痰，又能宽胸散结，为治疗痰热咳喘、胸痹、结胸证的良药；消肿散结，治疗肺痈，肠痈，乳痈；兼润肠通便。瓜蒌皮：清化热痰，利气宽胸。瓜蒌子：润肺化痰，润肠通便。

【注意事项】本品甘寒而滑，脾虚便溏及湿痰、寒痰者忌用。反乌头。

竹茹（茎的中间层）

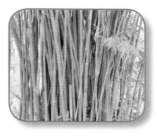

来源于禾本科多年生常绿乔木或灌木植物青秆竹 *Bambusa tuldoides* Munro、大头典竹 *Sinocalamus beecheyanus*（Munro）McClure var. *pubescens* P. F. Li 或淡竹 *Phyllostachys nigra*（Loold.）Munro var. *henonis*（Mitf.）Stapfex Rendle 的茎秆的干燥中间层。主产于长江流域和南方各省。全年均可采制，取新鲜茎，除去外皮，将稍带绿色的中间层刮成丝条（散竹茹），或削成薄条，捆扎成束（齐竹茹），阴干。以气清香，味淡，色黄绿，丝均匀，细软者为佳。生用或姜汁炙用。

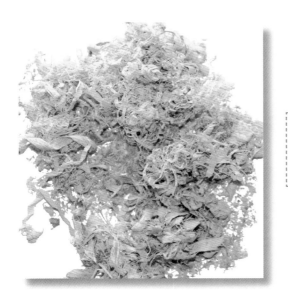

形：卷曲成团不规整丝条，纤维性

色：黄白色

【性味功效】甘，微寒。生用清化痰热，姜汁炙用止呕。煎服，4.5 ～ 9g。

【功用特点】本品清热化痰，除烦止呕，用治痰热咳嗽、痰火内扰之心烦不安及胃热呕吐。

胖大海（种子）

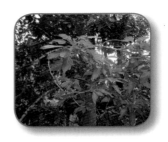

来源于梧桐科植物胖大海 *Sterculia lychnophora* Hance 的干燥种子。产于泰国、马来西亚等国。4～6月果实成熟开裂时采收种子，晒干。生用。

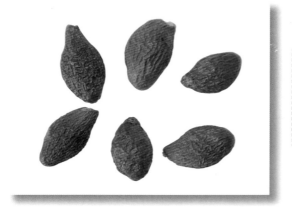

形：椭圆形，遇水膨胀成海绵状

色：棕色

味：嚼之有黏性

【性味功效】甘，寒；有毒。润肺利咽，清热通便。沸水泡服或内服煎汤2～3枚。

【验方精选】

1. 干咳失音，咽喉燥痛，牙龈肿痛：胖大海5枚，甘草3g。炖茶送服。

2. 急性扁桃体炎：胖大海4～8枚。开水冲泡，闷盖半小时，送服。

3. 急慢性咽炎：胖大海3枚，冰糖适量。代茶饮。

【注意事项】脾胃虚寒泄泻者慎服。

天竺黄（秆内分泌液的干燥物）

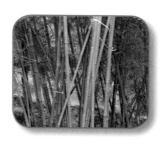

　　来源于禾本科植物青皮竹*Bambusa textilis* Mc-Clure 或华思劳竹*Schizostachyum chinense* Rendle 等秆内的分泌液干燥后的块状物。主产于云南、广东、广西等地。秋冬季采收。以味甘有凉感、舔之黏舌、干燥、块大、淡黄色、光亮、吸水力强者为佳。

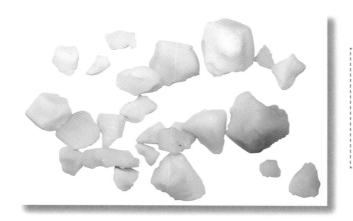

形：不规则片状或颗粒，半透明，硬而脆，吸湿性强

色：灰黄色或灰白色

　　【性味功效】甘，寒。清热化痰，清心定惊。煎服，3 ～ 9g；研粉冲服，每次0.6 ～ 1g。

　　【功用特点】本品清化热痰之功与竹沥相似而无寒滑之弊，兼清心定惊，多用于小儿痰热惊风。

　　【验方精选】小儿急惊风：天竺黄7.5g（细研），牛黄3.7g（细研），胡黄连7.5g；犀角屑7.5g，天麻15g，蝉蜕7.5g。上药研末为散，不计时候，以水调下0.3 ～ 0.6g。2岁以上加药服之。

海藻（藻体）

来源于马尾藻科植物海蒿子*Sargassum pallidum*（Turn.）C. Ag. 或羊栖菜*S. fusiforme*（Harv.）Setch. 的干燥藻体。前者习称"大叶海藻"，后者习称"小叶海藻"。主产于辽宁、山东、福建、浙江、广东等沿海地区。夏秋季采捞，除去杂质，洗净，切段晒干用。以色黑，条长，干燥，味淡，无杂质者为佳。

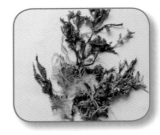

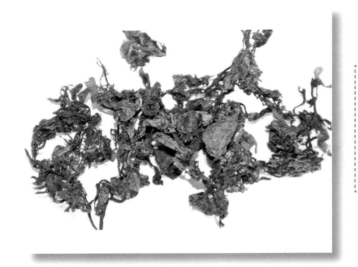

形：皱缩卷曲；水浸后膨胀，肉质，黏滑

色：黑褐色

气味：气腥，味微咸

【性味功效】咸，寒。消痰软坚，利水消肿。煎服，6 ～ 12g。

【功用特点】本品有消痰软坚散结之功，为治疗瘿瘤、瘰疬的要药，兼利水消肿。

【验方精选】

1. 小儿腹痛、咳嗽痰多：海藻15g，水煎服，1日2次。

2. 防治高血压、动脉硬化：海藻煎水服。

【注意事项】传统认为反甘草。但临床也有配伍同用者。

昆布（叶状体）

来源于海带科植物海带*Laminaria japonica* Aresch. 或翅藻科植物昆布*Ecklonia kurome* Okam. 的干燥叶状体。主产于山东、辽宁、浙江等地。夏秋季采捞，除去杂质，漂洗，切宽丝，晒干。以整齐，质厚，无杂质者为佳。

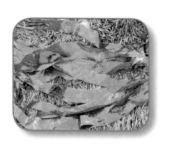

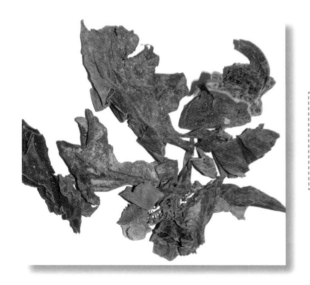

形：卷曲折叠成团，水浸软则膨胀呈扁平的叶状

色：黑色

气味：气腥，味微咸

【性味功效】咸，寒。消痰软坚，利水消肿。煎服，6～12g。

【功用特点】本品功效主治同海藻，消痰软坚，利水消肿，常相须为用。

【验方精选】瘿气结核：昆布1两（洗去咸味）。捣罗为散，每用1钱，以绵裹于好醋中浸过，含咽津觉药味尽，即再含之。

黄药子（块茎）

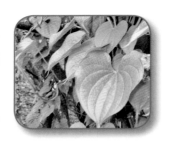

　　来源于薯蓣科多年生草质缠绕藤本植物黄独 *Dioscorea bulbifera* L. 的干燥块茎。主产于湖北、湖南、江西等地。秋冬季采挖。除去根叶及须根，洗净，切片晒干生用。以身干、片大、外皮灰黑色、断面黄白色者为佳。

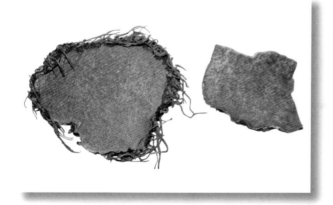

> 形：不规则厚片，切面颗粒状
>
> 色：表面棕褐色，切面黄棕色，有橙黄色麻点
>
> 味：苦

　　【性味功效】苦，平。有毒。化痰散结消瘿，清热解毒。煎服，5 ～ 15g；研末服，1 ～ 2g。

　　【功用特点】本品有毒，为消痰软坚散结，治疗瘿瘤之品；兼清热解毒。近年用于治疗多种肿瘤。

　　【注意事项】本品有毒，不宜过量。如多服、久服可引起吐泻腹痛等消化道反应，并对肝脏有一定损害，故脾胃虚弱及肝功能损害者慎用。

二、止咳平喘药

苦杏仁（种子）

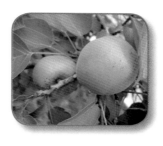

来源于蔷薇科落叶乔木植物山杏 *Prunus armeniaca* L. var. *ansu* Maxim.、西伯利亚杏 *P. Sibirica* L.、东北杏 *P. mandshurica*（Maxim.）Koehne 或杏 *P. armeniaca* L. 的干燥成熟种子，水泡去种皮后用。主产于我国东北、内蒙古、华北、西北、新疆及长江流域。夏季采收成熟果实，除去果肉及核壳，晒干。以颗粒均匀，饱满肥厚，味苦，不泛油，整齐不碎者为佳。除去种皮炒用。

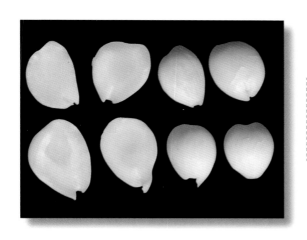

形：扁心形
色：乳白色，富油性
气味：有特殊香气，味苦

【**性味功效**】苦，微温。有小毒。止咳平喘，润肠通便。煎服，4.5～9g，生品宜后下。

【**功用特点**】本品苦温润降，止咳平喘，为治咳喘之要药，随证配伍可用于多种咳喘病证；又能润肠通便。甜杏仁：润肺止咳，主要用于虚痨咳嗽。

【**验方精选**】咳嗽：杏仁、沙参各5g，梨皮15g，川贝3g，冰糖10g。水煎代茶饮，连服数天。

【**注意事项**】本品有小毒，用量不宜过大；婴儿慎用。

紫苏子（成熟果实）

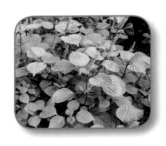

来源于唇形科草本植物紫苏*Perilla frutescens*（L.）Britt. 的干燥成熟果实。主产于江苏、安徽、河南等地。秋季果实成熟时采收，晒干。生用或微炒，用时捣碎。以种仁黄白色，富油脂，气清香，颗粒饱满，均匀，灰棕色者为佳。

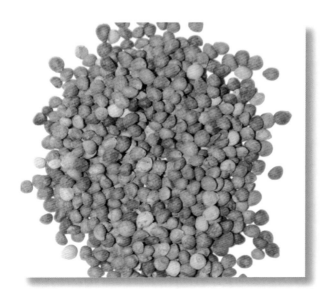

形：类球形，果皮薄而脆，易压碎

色：灰褐色，种子黄白色，子叶类白色，有油性

气味：压碎有香气

【性味功效】辛，温。降气化痰，止咳平喘，润肠通便。煎服，3～9g。

【功用特点】本品长于降气化痰，止咳平喘，适用于痰壅气逆，咳嗽气喘；富含油脂，又可润肠通便。苏子、苏叶、苏梗同出一物，均有调气之功，然苏叶重在发表散寒；苏梗长于行气宽中，止呕安胎；苏子长于降气消痰，止咳平喘。

【验方精选】慢性气管炎，咳痰不出：莱菔子、苏子各6g。红豆蔻3g，水煎服。

【注意事项】阴虚喘咳及脾虚便溏者慎用。

百部（块根）

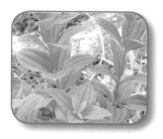

来源于百部科多年生草本植物直立百部 *Stemona sessilifolia*（Miq.）Miq.、蔓生百部 *S. japonica*（Bl.）Miq. 或对叶百部 *S. tuberosa* Lour. 的干燥块根。以粗壮，肥润，坚实，色白者为佳。主产于安徽、江苏、浙江、湖北、山东等地。春秋季采挖，除去须根，洗净，置沸水中略烫或蒸至无白心，取出，晒干，切厚片生用，或蜜炙用。

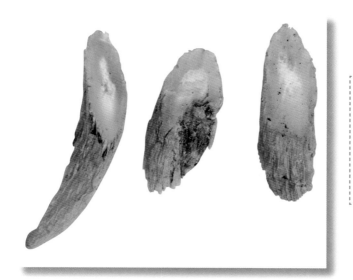

形：纺锤形，上端较细长，皱缩弯曲

色：淡棕黄色，断面黄白色

味：微甜、苦

【性味功效】甘、苦，微温。润肺止咳，杀虫灭虱。煎服，3～9g；外用适量。久咳虚嗽宜蜜炙用。

【功用特点】本品功专润肺止咳，凡咳嗽之症，不论寒热虚实，外感内伤，均可用之；又兼杀虫之功，用于蛲虫、阴道滴虫、头虱及疥癣等。

【验方精选】

1. 百日咳：马齿苋30g，百部10g。水煎，加白糖服。
2. 慢性气管炎：鸡矢藤30g，百部15g，枇杷叶10g。水煎服。

紫菀（根及根茎）

来源于菊科多年生草本植物紫菀 *Aster tataricus* L. f. 的干燥根及根茎。以根粗长，色紫红，质柔韧者为佳。主产于河北、安徽及东北、华北、西北等地。春秋季采挖，除去有节的根茎，编成辫状晒干，或直接晒干，切厚片生用，或蜜炙用。

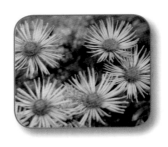

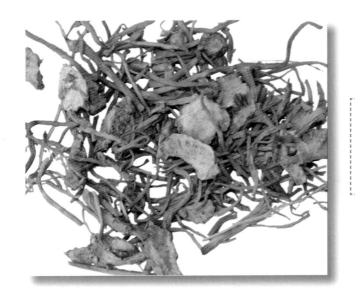

形：不规则厚片或段，有纵皱纹

色：紫红色

味：甜，微苦

【性味功效】辛、甘、苦，温。润肺化痰止咳。煎服，5 ～ 9g。外感暴咳生用，肺虚久咳蜜炙用。

【功用特点】本品长于润肺化痰止咳，凡咳嗽无论新久，寒热虚实，皆可用之。

【验方精选】

1. 习惯性便秘：紫菀、苦杏仁、当归、肉苁蓉各9g。水煎服。

2. 小儿咳嗽气急：紫菀60g，贝母、款冬花各30g。捣散，每次3g，饭后送服。

款冬花（花蕾）

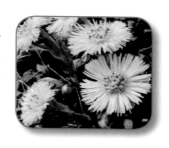

来源于菊科多年生草本植物款冬 *Tussilago far-fara* L. 的干燥花蕾。以朵大，色紫红，无花梗者为佳。主产于河南、甘肃、山西、陕西等地。12月或地冻前当花尚未出土时采挖，除去花梗，阴干，生用，或蜜炙用。

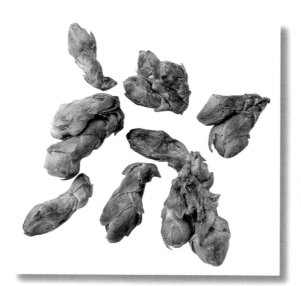

形：长圆棒状，花蕾单生或2～3朵基部连生，折断有白色丝状绵毛

色：紫红色

味：气清香，味微苦而带黏性，嚼之呈棉絮状

【性味功效】辛、微苦，温。润肺下气，止咳化痰。煎服，5～9g。外感暴咳宜生用，内伤久咳宜炙用。

【功用特点】本品润肺止咳化痰作用与紫菀相似，二者常相须为用，可治疗多种咳嗽，为治咳常用药，尤宜于寒咳。

【验方精选】咳嗽：百合、款冬花各等份。研成末，炼蜜为丸，每丸重3g，每次1丸，饭后睡前细嚼，姜汤送服，最好含化。

马兜铃（成熟果实）

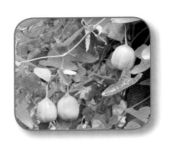

来源于马兜铃科多年生藤本植物北马兜铃 *Aristolochia contorta* Bge. 或马兜铃 *A. debilis* Sieb. et Zucc. 的干燥成熟果实。以身干、椭圆形、果实完整少破裂、色黄绿者为佳。前者主产于黑龙江、吉林、河北等地；后者主产于江苏、安徽、浙江等地。秋季果实由绿变黄时采收，晒干生用或蜜炙用。

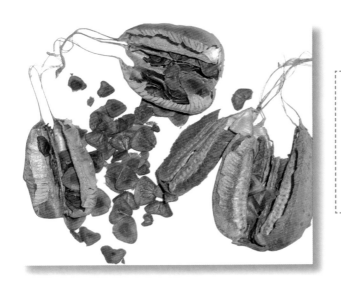

形：卵圆形，果实分6室，种子扁平而薄，扇形，边缘有翅

色：灰绿色

气味：气特异，味微苦

【性味功效】苦、微辛，寒。清肺化痰，止咳平喘，清肠消痔。煎服，3～9g；外用适量，煎汤熏洗。一般生用，肺虚久咳炙用。

【功用特点】本品能清肺化痰，止咳平喘，治肺热咳嗽痰喘者最宜；又能清肠疗痔，治疗痔疮肿痛；兼平肝降压。

【验方精选】咳嗽：百合、款冬花等分。研成末，炼蜜为丸，每丸重3g。每次服1丸，饭后睡前细嚼，姜汤送服，最好含化。

【注意事项】用量不宜过大，以免引起呕吐。

枇杷叶（叶）

来源于蔷薇科常绿小乔木植物枇杷 *Eriobotrya japonica*（Thunb.）Lindl. 的干燥叶。以叶大，色灰绿，不破碎者为佳。全国大部分地区均有栽培。主产于广东、江苏、浙江、福建、湖北等地。全年均可采收，晒干，刷去毛，切丝生用或蜜炙用。

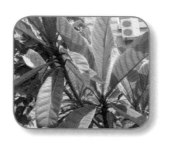

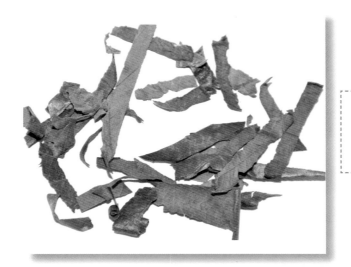

形：丝条状

色：红棕色

味：微苦

【性味功效】苦，微寒。清肺止咳，降逆止呕。煎服，6 ～ 9g，止咳宜炙用，止呕宜生用。

【功用特点】本品以降肺胃气逆，清肺胃热为其所长，可清肺化痰止咳，降逆止呕，用于治疗肺热咳嗽，胃热呕吐，哕逆。

【验方精选】

1. 感冒咳嗽：陈皮20g，榕树叶30g，枇杷叶20g。水煎服。
2. 声音嘶哑：鲜枇杷叶30g，淡竹叶15g。水煎服。

桑白皮（根皮）

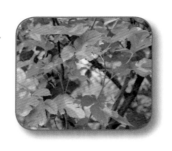

来源于桑科小乔木植物桑 *Morus alba* L. 的干燥根皮。以身干，色白，皮厚，无黄棕色老皮者为佳。产于全国大部分地区，主产于安徽、河南、浙江、江苏、湖南等地。秋末叶落时至次春发芽前挖根，刮去黄棕色粗皮，剥取根皮，晒干，切丝生用，或蜜炙用。

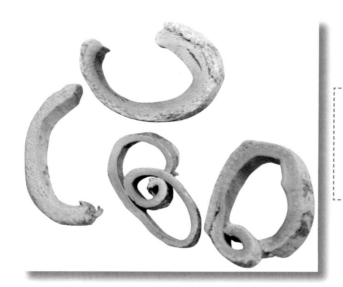

> **形**：卷筒状或槽状，质韧，纤维性强，撕裂时有粉尘飞扬
>
> **色**：淡黄白色
>
> **味**：甜

【性味功效】甘、寒。泻肺平喘，利水消肿。煎服，6～12g。泻肺利水，宜生用，肺虚咳嗽宜蜜炙用。

【功用特点】本品能泻肺火平喘咳，用于肺热咳喘等；又能清降肺气，通调水道而利水消肿，用于水肿。桑白皮、桑叶、桑枝同出一物，均为寒凉之品，桑白皮入肺主降，善于泻肺火利尿；桑叶质轻主升，走表而散，主疏散肺肝二经风热之邪；桑枝入络，祛风湿，通经络。

【验方精选】妊娠全身水肿：桑寄生30g，桑白皮1g，木香15g，紫苏叶30g，大腹皮0.75g，粉碎。取9g煎水温服。捣细，水煎服。

葶苈子（种子）

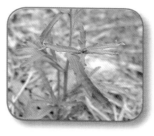

来源于十字花科草本植物独行菜*Lepidium apetalum* Willd. 或播娘蒿*Descurainia sophia*（L.）Webb. ex Prantl的干燥种子。以颗粒饱满均匀，表面黄棕色，有光泽，黏性较强者为佳。前者称"北葶苈子"，主产于河北、辽宁、内蒙古、吉林等地；后者称"南葶苈子"，主产于江苏、山东、安徽、浙江等地。夏季果实成熟时采割植株，晒干，搓出种子，除去杂质，生用或炒用。

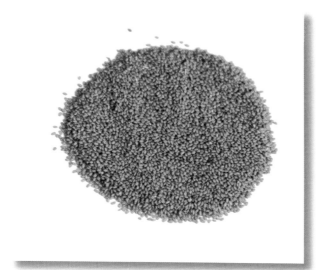

形：扁球形，纵沟2条，一条明显，遇水黏性较强

色：红棕色

味：微辛辣

【性味功效】苦、辛，大寒。泻肺平喘，利水消肿。煎服，3～9g，包煎；研末服，3～6g。

【功用特点】本品泻肺平喘，利水消肿作用较强，用治痰涎壅盛喘咳及水肿、胸腹积水。

【验方精选】

1. 大腹水肿，小便不利：苍耳子灰、葶苈子末等份。每次0.6g，沸水调服。

2. 肺病咳血多痰：防己、葶苈子等量捣粉，糯米煮水调服。

白果（种子）

来源于银杏科乔木植物银杏*Ginkgo biloba* L. 的干燥种子。以粒大、壳色黄白、种仁饱满、断面色淡黄者为佳。全国各地均有栽培。秋季种子成熟时采收，除去肉质外种皮，洗净，稍蒸或略煮后烘干。除去硬壳，生用或炒用。

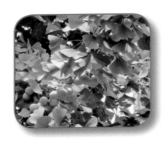

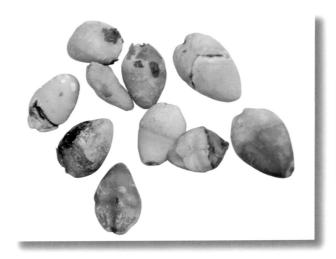

形：椭圆形，一端稍尖，另一端钝；断面角质样
色：淡棕黄色
味：甜、微苦

【**性味功效**】甘、苦、涩，平。有毒。敛肺化痰定喘，止带缩尿。煎服，4.5～9g，捣碎。

【**功用特点**】本品性涩而收，敛肺平喘，为治喘咳所常用。又能收涩止带，缩尿止遗。

【**验方精选**】

1. 梦遗：白果3个。酒煮食服。

2. 喘咳痰稀：白果种仁30g，冰糖15g。水煎至种仁熟透，连渣送服。

【**注意事项**】本品有毒，不可多用，小儿尤当注意。

第十四章　安神药

一、重镇安神药

朱砂（矿石）

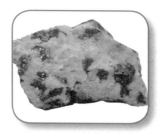

　　来源于硫化物类矿物辰砂族辰砂，主含硫化汞（HgS）。主产于贵州、湖南、四川、云南等地。随时开采，采挖后，选取纯净者，用磁铁吸净含铁的杂质，再用水淘去杂石和泥沙，研细水飞，晒干装瓶备用。以色鲜红，有光泽，不染手，质脆体重者为佳。

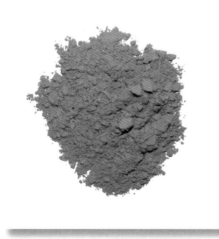

> 形：极细粉末
>
> 色：朱红色，条痕红色至褐红色，有光泽

　　【性味功效】甘，寒。有毒。清心镇惊，安神解毒。入丸散或研末冲服，每次0.1～0.5g。外用适量。

　　【功用特点】本品最适于心火亢盛的心神不宁、烦躁失眠及惊风癫痫；此外，有较强的清热解毒作用，内服、外用均效，用于疮疡肿毒，咽喉肿痛，口舌生疮。

　　【验方精选】冠心病，心绞痛：朱砂30g，苏合香油30g，檀香60g，冰片30g，青木香60g，制乳香30g。加入适量填充剂制成300丸。在心绞痛发作时含化1丸。

　　【注意事项】本品有毒，内服不可过量或持续服用，以防汞中毒；忌火煅，火煅则析出水银，有剧毒。

磁石（磁铁矿）

来源于氧化物类矿物尖晶石族磁铁矿，主含四氧化三铁（Fe_3O_4）。主产于江苏、山东、辽宁、广东、安徽、河北等地。随时可采，除去杂质，选择吸铁力强者（习称"活磁石"或"灵磁石"）入药。以色黑有光泽，吸铁能力强者为佳。生用或醋淬研细用。

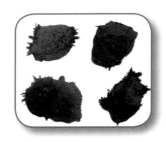

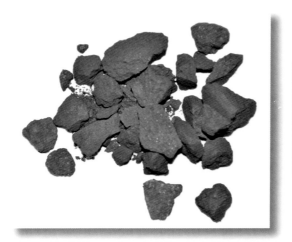

形：不规则碎块或颗粒；体重，质坚硬

色：灰黑色，条痕黑色；有金属光泽

气：有土腥气

【性味功效】咸，寒。镇静安神，平肝潜阳，聪耳明目，纳气平喘。煎服，9～30g，宜打碎先煎。入丸散，每次1～3g。

【功用特点】本品有益肾阴平肝潜阳之功，故善于治疗阴虚阳亢所致的心神不宁；且能聪耳明目，纳气平喘。

【注意事项】因吞服后不宜消化，如入丸散，不可多服。脾胃虚弱者慎用。

龙骨（化石）

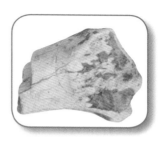

来源于古代多种大型哺乳动物，如三趾马、犀类、鹿类、牛类、象类等的骨骼化石或象类门齿的化石。主产于山西、内蒙古、河南、河北、陕西、甘肃等地。全年均可采挖，除去泥土及杂质，贮于干燥处。以松脆易碎，舔之黏舌者为佳。生用或煅用。

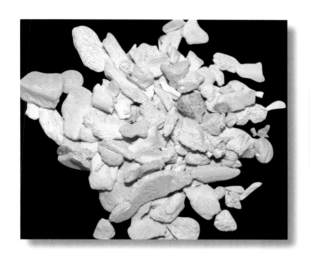

形：不规则块状

色：灰白色或淡黄棕色，光滑，略有光泽

【**性味功效**】甘、涩，平。镇静安神，平肝潜阳，收敛固涩。煎服，15～30g，入汤剂宜先煎。外用适量。

【**功用特点**】本品为重镇安神之要药，可用治各种神志失常之症；又可平肝潜阳，用于肝阳眩晕；味涩收敛，尤长于收敛固涩，治疗滑脱诸症。

【**验方精选**】

1. 皮肤湿疹、溃疡，分泌物多：儿茶9g，轻粉6g，冰片0.9g，龙骨9g。研末水调外敷。

2. 外伤出血，止血：煅龙骨、象皮、陈石灰、老松香、降香末、血竭、儿茶、白及末等份。共为细末，研至无声，撒于疮口。

【**注意事项**】湿热积滞者不宜用。

琥珀（树脂的石化物）

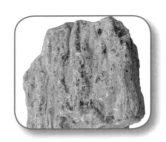

本品为古代松科植物树脂的石化物，是局部氧化的碳氢化合物。从地下挖出的称"琥珀"，从煤层挖出的称"煤珀"。主产于云南、广西、辽宁、河南、福建等地，随时可采，除去砂石、泥土等杂质。琥珀以色红，质松脆，断面光亮者为佳；煤珀以色黄棕，断面有玻璃样光泽者为佳。研末生用。

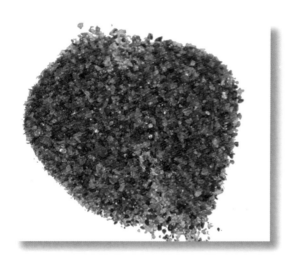

形：块状或颗粒状

色：血红色或黄棕色，半透明，有树脂样光泽

气味：稍有松脂气，嚼之易碎，无沙粒感

【性味功效】甘，平。镇静安神，活血散瘀，利尿通淋。研末冲服，每次 1.5 ～ 3g。不入汤剂。

【功用特点】本品为镇惊安神药中的活血散瘀，利尿通淋药；因可散瘀止血，尤宜于血淋。

【验方精选】前列腺肥大：海金沙3g，生蒲黄10g，穿山甲15g，没药3g，琥珀末1g。水煎服。

二、养心安神药

酸枣仁（种子）

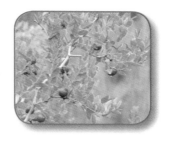

来源于鼠李科落叶灌木或小乔木植物酸枣 *Ziziphus jujuba* Mill. var. *spinosa*（Bunge）Hu ex H. F. Chou 的干燥种子。主产于河北、山西、陕西、山东等地。秋末冬初果实成熟时采收，除去果肉，碾碎果核，取出种子，晒干。以粒大饱满，外皮紫红，光滑油润，种仁色黄白，无核壳者为佳。生用或炒用、用时打碎。

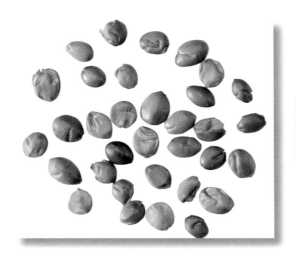

形：扁椭圆形，平滑
色：紫褐色，有光泽

【性味功效】甘、酸，平。养心益肝，安神，敛汗，生津。煎服，9～15g。研末吞服，每次1.5～3g。

【功用特点】本品能补益心肝阴血而安神，主要用于心肝血虚之心悸失眠；味酸，可收敛止汗，用于体虚自汗、盗汗。

【验方精选】神经衰弱，失眠健忘：合欢皮、夜交藤各15g，酸枣仁10g，柴胡9g，水煎服。

柏子仁（种仁）

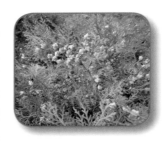

来源于柏科常绿乔木植物侧柏 *Platycladus ori-entalis*（L.）Franco 的干燥种仁。主产于山东、河南、河北。此外，陕西、湖北、甘肃、云南等地亦产。冬初种子成熟时采收，晒干，压碎种皮，簸净，阴干生用。以粒饱满、黄白色、油性大而不泛油、无皮壳杂质者为佳。

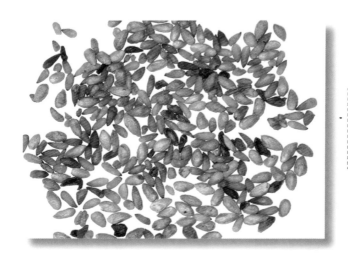

形：长卵形
色：淡黄棕色，
气：微香

【性味功效】甘，平。养心安神，润肠通便。煎服，3 ～ 9g。

【功用特点】本品主要适宜于心阴虚及心肾不交之心悸失眠。

【验方精选】

1. 小儿惊啼：柏子仁30g。研末，每次1.5g温水送服。

2. 脱发：柏子仁、当归各500g。研末，炼蜜为丸；饭后送服6 ～ 9g。

【注意事项】便溏及多痰者慎用。

远志（根皮）

来源于远志科多年生草本植物远志*Polygala tenuifolia* Willd. 或卵叶远志*Polygala sibirica* L. 的干燥根皮。主产于河北、山西、陕西、吉林、河南等地。春季出苗前或秋季地上部分枯萎后，挖取根部，除去残基及泥土，晒干，除去木心用。以筒粗，皮细，肉厚，质软，去净木心者为佳。生用或炙用。

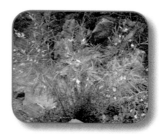

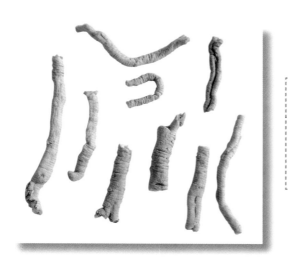

形：圆筒状，有深而密的横皱纹，形如蚯蚓

色：灰黄色

味：味苦、微辛，嚼之有刺喉感

【性味功效】苦、辛，微温。宁心安神，祛痰开窍，消散痈肿。煎服，3～9g。外用适量。

【功用特点】本品为交通心肾，安神增智之佳品，多用于治疗心肾不交的心神不宁，失眠健忘；祛痰开窍，用治痰阻心窍，癫痫发狂；入肺祛痰止咳，用于咳嗽痰多；消痈散肿，用治一切痈疽疮毒及乳房肿痛。

【验方精选】

1.神经衰弱，健忘心悸：远志（研粉）3g。米汤送服。

2.口疮：远志配五倍子各15g。研粗末，用少许掺于舌上，吐出。

【注意事项】有胃炎及胃溃疡者慎用。

第十五章　平肝息风药

一、平抑肝阳药

石决明（贝壳）

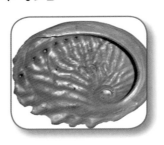

来源于鲍科动物杂色鲍〔光底石决明〕*Haliotis diversicolor* Reeve、皱纹盘鲍〔毛底石决明〕*H. discus hannai* Ino、羊鲍*H. ovina* Gmelin、澳州鲍*H. ruber*（Leach）、耳鲍*H. asinina* linnaeus 或白鲍*H. laevigata*（Donovan）的贝壳。分布于广东、福建、辽宁、山东等沿海地区。夏秋捕捉，剥除肉后，洗净贝壳，去除附着的杂质，晒干。以个大，壳厚，外表面洁净，内有彩色光泽者为佳。生用或煅用。用时打碎。

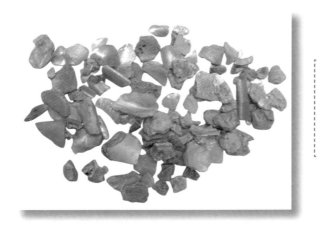

> 形：不规则碎块
>
> 色：灰棕色，有珍珠样彩色的光泽
>
> 味：微咸

【性味功效】咸，寒。平肝潜阳，清肝明目。煎服，3 ～ 15g。应打碎先煎。

【功用特点】本品为镇肝、凉肝之要药；名曰"决明"，又为治目疾之常用药。

【验方精选】目翳：蔓荆子15g，石决明9g，木贼6g。水煎服。

【注意事项】本品咸寒易伤脾胃，故脾胃虚寒、食少便溏者慎用。

珍珠母（贝壳）

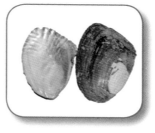

来源于蚌科动物三角帆蚌 *Hyriopsis cumingii* （Lea）和褶纹冠蚌 *Cristaria plicata*（Leach）或珍珠贝科动物马氏珍珠贝 *Pteria martensii*（Dunker）的贝壳。三角帆蚌和褶纹冠蚌产于全国各地的江河湖沼中，马氏珍珠贝主产于海南岛、广东、广西沿海。全年均可采收。去肉后将贝壳用碱水煮过，漂净，刮去外层黑皮，晒干。以片大，色白，酥松不碎者为佳。生用或煅用。用时打碎。

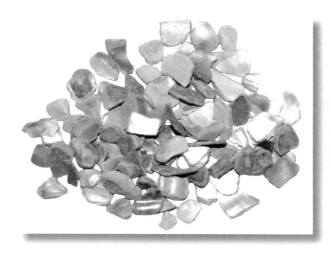

形：不规则片状

色：有珠光

气：微腥

【性味功效】咸，寒。平肝潜阳，清肝明目，镇静安神。煎服，10～25g，宜打碎先煎。外用适量。

【功用特点】本品适用于肝阴不足，肝阳上亢所致头痛眩晕、耳鸣、心悸失眠。也可用于肝热目赤，羞明怕光，翳障。

【验方精选】高血压头晕头痛，耳鸣：珍珠母5钱至1两，制女贞、旱莲草各3钱。水煎服。

【注意事项】脾胃虚寒、孕妇慎用。

牡蛎（贝壳）

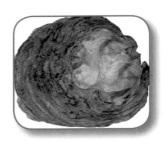

来源于牡蛎科动物长牡蛎 *Ostrea gigas* Thunberg、大连湾牡蛎 *O. talienwhanensis* Crosse 或近江牡蛎 *O. rivularis* Gould 的贝壳。分布于我国沿海一带。全年可采，以冬季、春季产量最多。采得后，去肉取壳，洗净晒干。以个大，整齐，里面光洁者为佳。生用或煅用。用时打碎。

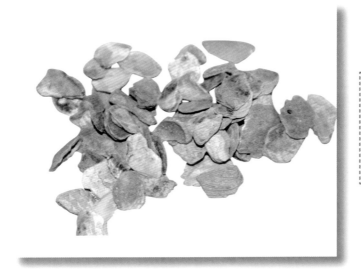

形：不规则碎块或粗粉

色：灰白色或青灰色

味：微咸

【性味功效】咸、涩，微寒。重镇安神，平肝潜阳，软坚散结，收敛固涩。煎服，9～30g。宜打碎先煎。

【功用特点】本品咸寒质重，长于平肝潜阳、软坚散结；味涩，煅用有收敛固涩、制酸作用。

【验方精选】肝火过旺，头痛眩晕目赤：牛膝、生赭石各30g，生龙骨、生牡蛎、生龟甲、生杭芍、玄参、天冬各15g，川楝子、生麦芽、茵陈各6g，甘草4.5g。水煎服。

赭石（赤铁矿）

来源于三方晶系氧化物类矿物赤铁矿的矿石，产于许多种矿床和岩石中。主产于山西、河北、河南、山东等地。开采后，除去杂石泥土。以表面色棕红，断面层次明显，松脆易剥，无杂石者为佳。打碎生用或醋淬研粉用。

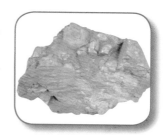

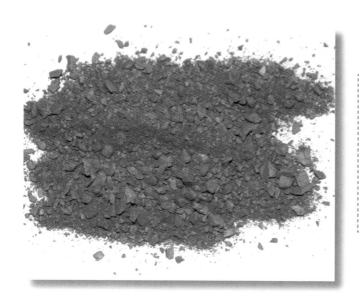

形：不规则碎块，一面多有"钉头"

色：暗棕红色，条痕樱红色或红棕色

气味：气特异，味微苦

【性味功效】苦，寒。平肝潜阳，重镇降逆，凉血止血。煎服，10 ～ 30g，宜打碎先煎。入丸散，每次1 ～ 3g。

【功用特点】本品用于肝阳上亢所致的头晕目眩，目胀耳鸣。也可以治疗胃气上逆呕吐、呃逆、嗳气及气逆喘息。

【验方精选】胃脘痞闷或胀满，呃逆：旋覆花、半夏、炙甘草各9g，赭石、人参各6g，生姜15g，大枣4枚。水煎服。

【注意事项】孕妇慎用。因含微量砷，故不宜长期服用。

蒺藜（成熟果实）

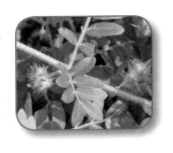

来源于蒺藜科一年生或多年生草本植物蒺藜
Tribulus terrestris L. 的干燥成熟果实。主产于东北、
华北及西北等地。秋季果实成熟时采收。割下全
株，晒干，打下果实，碾去硬刺，除去杂质。炒黄
或盐炙用。

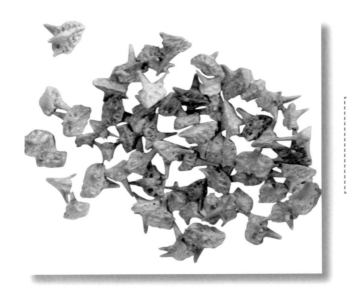

形：一面隆起有小
刺，两侧面粗糙
色：黄绿色
气味：苦、辛

【性味功效】苦、辛，平。平肝疏肝，祛风明目。煎服，6 ～ 9g。
【验方精选】
1. 牙齿动摇疼痛：蒺藜（生研）15g。豆浆水半碗，加少许盐漱口。
2. 一切脚气：刺蒺藜240g，木瓜150g。研末，晨服15g。
3. 黄疸：蒺藜150g，茵陈120g。研末，早晚15g，水煎服。
【注意事项】血虚气弱及孕妇慎服。

二、息风止痉药

羚羊角（角）

来源于牛科动物赛加羚羊 *Saiga tatarica* Linnaeus 的角。主产于新疆、青海等地。全年均可捕捉，但以秋季猎取最佳。捕后锯取其角，晒干。以质嫩、色白、光润、有血丝、无裂纹者为佳。用时镑成薄片，锉末或磨汁。

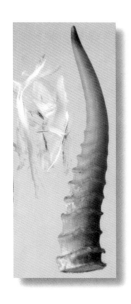

形：圆锥形，略呈弓形弯曲；镑片：类白色或黄白色，半透明薄片

色：黄白色，角尖黑棕色

【性味功效】咸、寒，平肝息风，清肝明目，散血解毒。煎服，1～3g。单煎2小时以上，取汁服。磨汁或研粉服，每次0.3～0.6g。

【功用特点】本品咸寒质重，主入肝经，兼入心经，平肝阳，息肝风，清肝热，最宜于治疗热极生风，为治疗热极生风，惊痫抽搐之要药；又可清热解毒。

【验方精选】头皮神经痛：羚羊角粉3g，生赭石30g，夏枯草、栀子、丹皮、泽泻各10g。水煎服。

【注意事项】本品性寒，脾虚慢惊者忌用。

牛黄（胆结石）

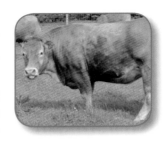

来源于牛科动物牛 *Bos taurus domesticus* Gmelin 的干燥胆结石。主产于我国西北和东北地区，河南、河北、江苏等地亦产。宰牛时，如发现胆囊、胆管或肝管中有牛黄，应立即滤去胆汁，将牛黄取出，除去外部薄膜，阴干，备用。以"蛋黄"为优，个完整，色棕黄，质松脆，断面层纹清晰而细腻者为佳。

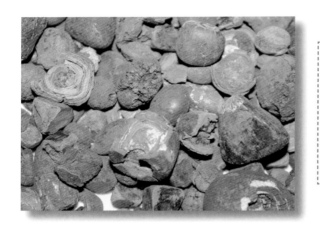

形：卵形，类球形；断面有细密的同心层纹

色：黄红色，可见"乌金衣"；断面金黄色

气味：味苦而后甜，有清凉感，嚼之易碎，不黏牙

【性味功效】苦，凉。化痰开窍，凉肝息风，清热解毒。入丸散，每次 0.15～0.35g。外用适量，研细末敷患处。

【功用特点】本品可治疗温热病热入心包及中风、惊风等痰热闭阻心窍所致神昏谵语，高热烦躁等；也可以用于小儿惊风、癫痫以及口舌生疮、咽喉肿痛等由火毒郁结引起者。

【注意事项】孕妇慎用。

钩藤（带钩茎枝）

来源于茜草科常绿木质藤本植物钩藤*Uncaria rhynchophylla*（Miq.）Miq. ex Havil、大叶钩藤*U. macrophylla* Wall.、毛钩藤*U. hirsuta* Havil.、华钩藤*U. sinensis*（Oliv.）Havil. 或无柄果钩藤*U. sessilifructus* Roxb. 的干燥带钩茎枝。产于长江以南至福建、广东、广西等省。春、秋季采收带钩的嫩枝，剪去无钩的藤茎，晒干或蒸、烫后再取出晒干。一般以双钩，茎细，钩结实，光滑，色紫红，无枯枝钩者为佳。切段入药。

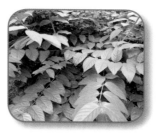

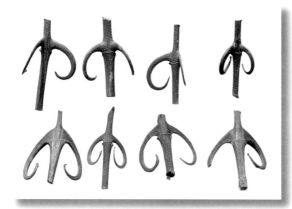

形：枝节上对生两向下弯曲的钩

色：红棕色

【性味功效】甘，微寒。息风止痉，清热平肝。煎服，3 ～ 12g。不宜久煎，一般不超过20分钟。

【功用特点】本品息风止痉，为治疗肝风内动，惊痫抽搐之常用药，因作用缓和，亦多用于小儿。又可清肝热，平肝阳治疗肝火头痛、肝阳眩晕。

【验方精选】

1. 高血压，头晕目眩，神经性头痛：钩藤6 ～ 15g。水煎服。

2. 面神经麻痹：钩藤60g，鲜何首乌藤120g。水煎服。

【注意事项】脾胃虚寒者慎服。

天麻（块茎）

来源于兰科多年生寄生草本植物天麻 *Gastrodia elata* Bl. 的干燥块茎。分布于我国南北各地，主产于四川、云南、贵州等地。冬春季节采集，冬季茎枯时采挖者名"冬麻"，质量优良；春季发芽时采挖者名"春麻"，质量较差。采挖后除去地上茎及须根，洗净，蒸透，晒干、晾干或烘干。药材以质坚实，一端有棕红色干枯芽苞，俗称"鹦哥嘴"；另一端有自母麻脱落时遗留的圆脐形疤；表面有自然横纹者为真。以个大，色黄白，质坚沉重，断面半透明、有光泽、无空心者为佳。用时润透，切片。

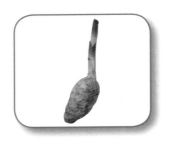

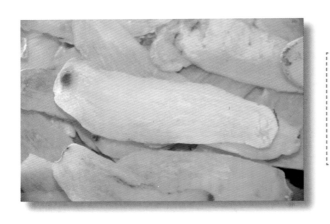

形：长卵圆形片状，切面角质状，一端有红棕色芽苞

色：黄白色

味：甜，嚼之发黏

【性味功效】甘，平。息风止痉，平抑肝阳，祛风通络。煎服，3 ～ 9g。研末冲服，每次 1 ～ 1.5g。

【功用特点】本品作用平和，凡惊痫抽搐，眩晕头痛，不论寒热虚实，皆可应用，为治疗眩晕的良药。素有"定风草"之称；又可祛外风，通经络，治疗肢麻痉挛抽搐，风湿痹痛。

【验方精选】

1. 眩晕：苍耳仁9g，天麻、白菊花各0.9g。制成丸剂或散剂，随证酌用。

2. 小儿慢惊风：洋金花7朵，天麻、炮天南星、丹砂、乳香各7.5g，炒全蝎10枚。研末，每次1.5g，薄荷汤送服。

地龙（全体）

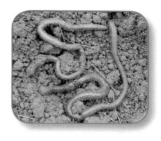

来源于巨蚓科动物参环毛蚓*Pheretima aspergillum*（E. Perrier）、通俗环毛蚓*Pheretima vulgaris* Chen、威廉环毛蚓*Pheretima guillelmi*（Michaelsen）或栉盲环毛蚓*Pheretima pectinifera* Michaelsen 的干燥全体。前一种主产于广东、广西、福建等地，药材称"广地龙"；后三种分布于全国各地，药材称"沪地龙"。夏秋捕捉。广地龙捕捉后，及时剖开腹部，洗去内脏及泥沙，晒干或低温干燥；沪地龙捕捉后，用草木灰呛死，去灰晒干或低温干燥。生用或鲜用。

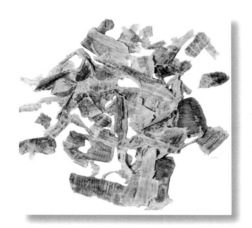

形：长条状薄片，弯曲，边缘略卷
色：背部棕褐色，腹部浅黄棕色
气味：气腥，味微咸

【性味功效】咸，寒。清热定惊，通络，平喘，利尿。煎服，4.5～9g。鲜品10～20g。研末吞服，每次1～2g。

【功用特点】本品适合治疗热极生风所致的神昏谵语，痉挛抽搐及小儿惊风等；善走窜，可治疗多种原因导致的经络阻滞、血脉不畅、肢节不利等症。配伍补气、补血药可以治疗气虚血滞引起的半身不遂。

全蝎（全体）

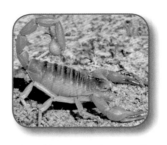

来源于钳蝎科动物东亚钳蝎*Buthus martensii* Karsch 的干燥体。如单用尾，名"蝎尾"。主产于河南、山东、湖北、安徽等地。野生蝎春末至秋初均可捕捉，清明至谷雨前后捕捉者，称为"春蝎"，此时未食泥土，品质较佳；夏季产量较多，称为"伏蝎"，品质较次。饲养蝎一般在秋季，隔年收捕一次。捕得后，先浸入清水中，待其吐出泥土，置沸水或沸盐水中，煮至全身僵硬，捞出，置通风处，阴干。以身干，色鲜，体完整，色黄褐为佳。

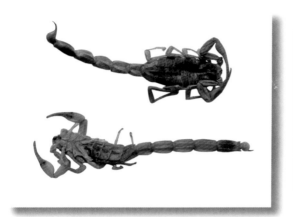

形：前面有1对短小的螯翅及一对较大的钳状脚须，腹面有足4对，末端各有两个爪钩，末节有锐钩状毒刺

色：头胸部绿褐色，腹部棕黄色

气味：气微腥，味咸

【性味功效】辛，平。有毒。息风镇痉，攻毒散结，通络止痛。煎服，3～6g；研末吞服，每次0.6～1g。外用适量。

【功用特点】本品有良好的息风止痉作用，用于各种原因引起的痉挛抽搐（小儿急惊、小儿慢惊、破伤风、癫痫、口眼歪斜）；又可攻毒散结，用于疮疡瘰疬；通络止痛，治疗风湿顽痹、顽固性偏正头痛，作用颇佳。

【验方精选】

1. 风牙疼痛：2寸长高良姜1块，全蝎1枚，研为末，涂擦患处，用盐汤漱口即可。

2. 小儿泄泻虚脱：天南星、生附子各3g，全蝎3个。研末，入生姜7片，水煎服。

【注意事项】本品有毒，用量不宜过大。孕妇慎用。

蜈蚣（全体）

来源于蜈蚣科动物少棘巨蜈蚣*Scolopendra subspinipes mutilans* L. Koch 的干燥体。主产于江苏、浙江、湖北、湖南、河南、陕西等地。春夏季捕捉，用竹片插入头、尾，绷直，干燥。传统以身干，条长，头红，足红棕色，身墨绿，头足完整者为佳。

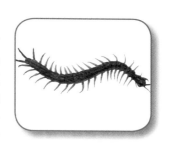

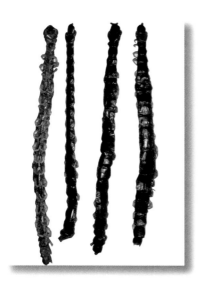

> **形**：扁平长条形，共22个环节
>
> **色**：头部暗红色，背板墨绿色，腹部淡黄色，足黄色
>
> **气味**：气微腥，有特殊刺鼻的臭气，味辛、微咸

【性味功效】辛，温。有毒。息风镇痉，攻毒散结，通络止痛。煎服，3～5g。研末吞服，每次0.6～1g。外用适量。

【功用特点】本品作用与全蝎相同，因其性温，有毒，作用较强，二者同为平肝息风药，常相须为用。

【验方精选】痫疾：郁金、防风、猪牙皂、明矾各30g，川芎60g，蜈蚣2条。研末，空心茶服。

【注意事项】本品有毒，用量不宜过大，孕妇忌服。

僵蚕（全体）

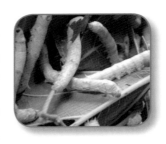

来源于蚕蛾科昆虫家蚕 *Bombyx mori* Linnaeus 的幼虫感染（或人工接种）白僵菌 *Beauveria bassiana*（Bals.）Vuillant 而致死的干燥体。主产于浙江、江苏、四川等养蚕区。收集病死的僵蚕，晒干或焙干。以条粗壮，质坚，色白，断面光亮者为佳。生用或炒用。

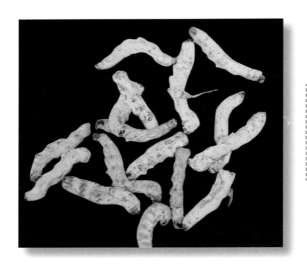

形：圆柱形，足8对，体节明显
色：灰黄色，被白色粉霜
气味：微腥、咸

【性味功效】咸、辛，平。息风止痉，祛风止痛，化痰散结。煎服，5～9g。研末吞服，每次1～1.5g。

【功用特点】本品对惊风、癫痫夹有痰热者尤为适宜（急惊、慢惊、破伤风）；祛外风止痉、止痛、止痒；咸能软坚散结，又兼可化痰，用于痰核、瘰疬；总之可用风（息内风、祛外风）、痰二字概括。

【验方精选】

1. 风肿斑毒作痒：牛蒡子、玄参、僵蚕、薄荷各1.5g。研末。每次1.5g，沸水调服。

2. 热极生风，发搐：天花粉0.6g，白僵蚕0.3g。慢火炒黄，研末。每次薄荷汤送服0.06g。

第十六章 开窍药

麝香（香囊分泌物）

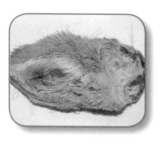

来源于鹿科动物林麝 *Moschus berezovskii* Flerov、马麝 *M. sifanicus* Przewalski 或原麝 *M. moschiferus* Linnaeus 成熟雄体香囊中的干燥分泌物。主产于四川、西藏、云南、陕西、甘肃、内蒙古等地。野生麝多在冬季至次春猎取，猎取后，割取香囊，阴干，习称"毛壳麝香"，用时剖开香囊，除去囊壳，称"麝香仁"。人工驯养麝多用手术取香法，直接从香囊中取出麝香仁，阴干。以质柔润，有油性，当门子多，气香浓烈者为佳。本品应密闭，避光贮存。

麝香仁

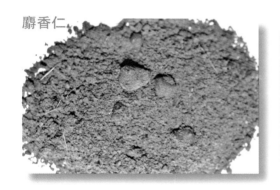

形：不规则颗粒或球形，质柔，油润，疏松；颗粒状者称"当门子"

色：棕褐色

气味：气香浓烈而特异，味微辣、微苦带咸

【性味功效】辛，温。开窍醒神，活血通经，消肿止痛。入丸散，每次 0.03 ～ 0.1g。外用适量。不宜入煎剂。

【功用特点】本品辛香走窜之性甚烈，有极强的开窍通闭作用，为醒神回苏之要药，最宜用于闭证神昏，无论寒闭、热闭，用之皆效；又能活血通经，止痛，内服、外用均有良效；其催产之功，多用于死胎或胞衣不下。

【验方精选】中风不醒：麝香10g。研末，入清油100g，和匀灌之。

【注意事项】孕妇忌用。

冰片（树脂加工品）

来源于龙脑香科植物龙脑香*Dryobalanops aromatica* Gaerta f. 树脂的加工品。主产于马来西亚、印度尼西亚等国。主含右旋龙脑。

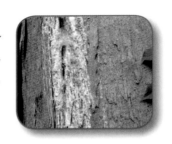

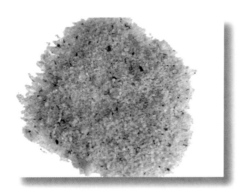

形：片状松脆结晶；有挥发性，点燃发生浓烟，并带有光的火焰

色：黄白色透明或白色半透明

气味：气清香，味辛凉

【**性味功效**】辛、苦，微寒。开窍醒神，清热止痛。入丸散，每次0.03～0.1g。外用适量。不宜入煎剂。

【**功用特点**】本品性偏寒凉，为凉开之品，开窍醒神之功不及麝香，二者常相须为用，多用于治疗热闭。又有清热止痛之功，为五官科常用药。

【**验方精选**】

1. 中耳炎：苦参1.5g，冰片0.3g，麻油9g。将麻油煎沸，加入苦参，炸焦变黑捞出，稍冷加入冰片细粉，冷后使用。用时用药棉蘸尽耳内脓液，再用药油滴耳，每日2～3次。

2. 牙龈溃烂，诸药不效者：用盐橄榄2～3个，连皮带核，火煅存性，加冰片0.1～0.2g，搽之。

【**注意事项**】孕妇慎用。

苏合香（香树脂）

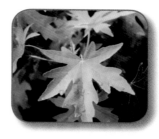

　　来源于金缕梅科乔木植物苏合香树 *Liquidambar orientalis* Mill. 的树干渗出的香树脂，经加工精制而成。主产于非洲、印度及土耳其等地，我国广西有栽培。初夏时将树皮击伤或割破，深达木部，使香树脂渗入树皮内。至秋季剥下树皮，榨取香树脂，即为"普通苏合香"。如将普通苏合香溶解于酒精中，过滤，蒸去酒精，则为"精制苏合香"。以黏稠似饴糖，质细腻，色棕黄，半透明，挑之成丝，香气浓郁者为佳。成品应置阴凉处，密闭保存。

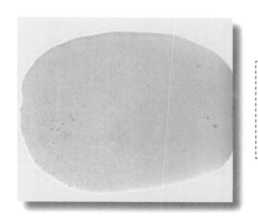

形：半流动浓稠液体，挑起呈胶状，较水重

色：棕黄色，半透明

气味：气芳香，味苦辣，嚼之黏牙

　　【性味功效】辛，温。开窍醒神，辟秽。入丸散，每次 0.3 ～ 1g。不入煎剂。

　　【功用特点】本品辛香气烈，宜治面青、身凉、苔白、脉迟之寒闭神昏（苏合香丸），又用治胸腹冷痛，胸痹绞痛。

石菖蒲（根茎）

来源于天南星科多年生草本植物石菖蒲Acorus tatarinowii Schott.的干燥根茎。分布于我国长江流域以南各省，主产于四川、浙江、江苏等地。秋冬季采挖，除去叶、须根及泥沙，晒干。以身干，条长，粗壮，质坚实，断面类白色，香气浓者为佳。生用或鲜用。

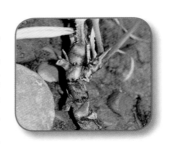

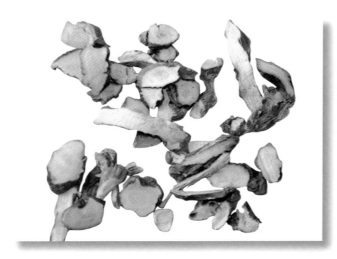

形：不规则的长片状

色：外皮棕褐色，断面类白色

气味：气芳香，味苦、微辛

【性味功效】辛、苦，温。开窍醒神，化湿和胃，宁神益志。煎服，3～9g，鲜品加倍。外用适量。

【功用特点】本品具有开窍宁神之功，且兼化湿和胃之效，故宜用于治疗痰湿秽浊之邪蒙蔽清窍所致之神志昏乱及湿阻中焦、脘腹胀痛之证。为开窍药中唯一入煎剂的药物。

【验方精选】

1. 鼻塞：皂角、辛夷、石菖蒲等份。为末，绵裹塞鼻中。

2. 乙脑邪热不退，神昏谵语：郁金、连翘、灯心各6g，石菖蒲、炒栀子、鲜竹叶、牡丹皮各9g，木通4.5g，淡竹沥15g，紫金片1.5g。水煎服。

蟾酥（干燥分泌物）

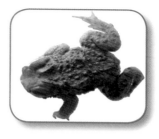

来源于蟾酥科动物中华大蟾蜍 *Bufo bufo gargarizans* Cantor 或黑眶蟾蜍 *Bufo melanostictus* Schneider 皮肤腺和耳后腺的干燥分泌物。分布于全国大部分地区，主产于河北、山东、四川、湖南、江苏、浙江等地。多在夏秋季捕捉，捕得蟾蜍后，将体表洗净、晾干，挤取耳后腺及皮肤腺的白色浆液，盛于瓷器内（忌与铁器接触，否则易变黑色）并立即用铜筛筛净泥土及杂质，涂于玻璃板、竹箬上或刮入圆形的模型中，晒干贮存。以棕红色，半透明，断面角质状，有光泽，沾水即泛白色者为佳。用时以碎块置酒或鲜牛奶中溶化，然后风干或晒干，研细，入丸、散。

形：扁圆形团块或片状

色：棕褐色

气味：气微腥，味初甜而后有持久的麻舌感

【性味功效】辛，温。有毒。解毒，止痛，开窍醒神。入丸散，每次 0.015 ～ 0.03g。外用适量。

【功用特点】本品开窍醒神辟秽，用于治疗痧胀腹痛，吐泻，神昏；又有良好的攻毒消肿止痛作用，外用、内服皆有良效。近年用蟾酥治疗各种癌症。

【注意事项】本品有毒，内服切勿过量；外用不可入目。孕妇忌用。

第十七章　补虚药

一、补气药

人参（根）

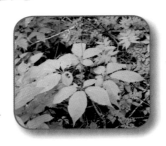

来源于五加科多年生草本植物人参*Panax ginseng* C. A. Mey. 的干燥根。主产于吉林、辽宁、黑龙江。播种在山林野生状态下自然生长的称"林下山参"，栽培者称"园参"。于秋季采挖。园参一般栽培6～7年后收获。鲜参洗净后干燥者称"生晒参"；蒸制后干燥者称"红参"；焯烫浸糖后干燥者称"糖参"或"白参"；加工断下的细根称"参须"。以根粗，体丰，纹细，芦头长，坚韧不断，气香，味微苦者为佳。切片或研粉用。

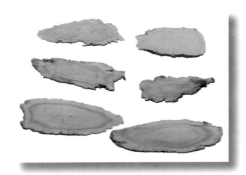

> **形**：圆形或斜片
> **色**：断面黄白色
> **气味**：气微香，味甜，嚼之能溶化

【性味功效】甘、微苦，微温。大补元气，补脾益肺，生津止渴，安神益智。入汤剂，宜文火另煎兑服，3～9g；用于急重症，剂量可酌增为15～30g。研末吞服，每次2g。

【功用特点】本品为治疗气虚欲脱，脉微欲绝之重危证候的要药。同时为治疗脾肺气虚之主药。其有很好的生津、安神、生血、摄血、壮阳之功，故为治虚劳内伤第一要药。

【验方精选】

1.孕妇胎位异常：人参、升麻各6g。水煎服。

2.小便不通：人参、麻黄各30g。水煎服。

【注意事项】反藜芦。畏五灵脂。不宜同时吃萝卜或喝茶，以免影响补力。

西洋参（根）

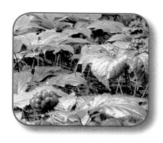

来源于五加科多年生草本植物西洋参*Panax quinquefolium* L. 的干燥根。主产于美国、加拿大及法国，我国亦有栽培。于秋季采挖生长3～6年的根。除去分枝、须尾，晒干。喷水湿润，撞去外皮，再用硫黄熏之，晒干后，称"光西洋参"；挖起后即连皮晒干或烘干的，称"原皮西洋参"。以根条均匀，质硬，表面横纹紧密，气香，味浓者为佳。切片入药。

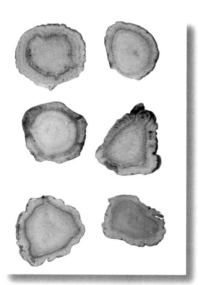

> **形**：圆形薄片，形成层环纹棕黄色
>
> **色**：黄白色
>
> **气味**：气微而特异，味微苦、甜

【**性味功效**】甘、微苦，寒。补气养阴，清热生津。另煎兑服，3～6g。

【**功用特点**】本品功善补气，性偏寒凉，又能养阴，清肺火，生津液，临床主要用于阴虚火旺的喘咳痰血及热病气阴两伤的烦倦，口渴之证。

【**验方精选**】大补气血：龙眼肉30g，加白糖3g，西洋参片3g，每日置于饭锅上蒸膏服用，每次1勺。

【**注意事项**】不宜与藜芦同用。

党参（根）

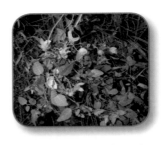

来源于桔梗科多年生草本植物党参*Codonopsis pilosula*（Franch.）Nannf.、素花党参*Codonopsis pilosula* Nannf. var. *modesta*（Nannf.）L. T. Shen 或川党参*Codonopsis tangshen* Oliv. 的干燥根。主产于山西、陕西、甘肃、四川等地。因以山西上党者最有名，故名"党参"。秋季采挖，洗净，晒干。以条粗壮，皮松肉紧，狮子盘头较大，横纹多，味香甜，嚼之无渣者为佳。切厚片，生用。

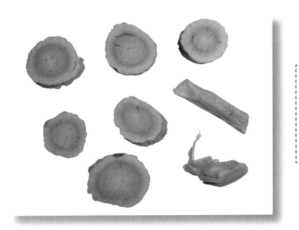

> **形**：类圆形薄片
>
> **色**：断面黄白色，形成层环深棕色
>
> **气味**：气微香，味甜

【性味功效】甘，平。健脾补肺，益气生津。煎服，9 ～ 30g。

【功用特点】本品为脾肺气虚常用之药。功似人参，可代人参用。然不如人参之能大补元气，且药力薄弱，故重症、急症仍需用人参。

【验方精选】

1. 小儿口疮：党参50g，黄柏15g。共为细末，吹撒于患处。

2. 泻痢与产育气虚脱肛：制党参6g，炙黄芪、白术、肉蔻霜、茯苓各4.5g，怀山药6g，升麻2g，炙甘草2g。加生姜2片煎，或加制附子1.5g。

【注意事项】不宜与藜芦同用。

太子参（块根）

来源于石竹科多年生草本植物孩儿参*Pseudostellaria heterophylla*（Miq.）Pax ex Pax et Hoffm. 的干燥块根。主产于山东、安徽、江苏等地。夏季茎叶大部分枯萎时采挖，洗净，除去须根，置沸水中略烫后晒干或直接晒干。以条肥润，色黄白，无须根者为佳。生用。

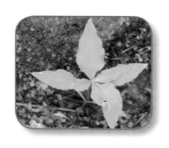

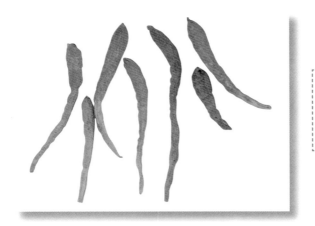

形：长纺锤形

色：黄白色

味：微甜

【性味功效】甘、微苦，平。补气生津。煎服，9～30g。

【功用特点】本品为清补之品，具有补气生津之功，适用于脾肺亏虚，气阴不足之证。

【验方精选】

1.小儿出虚汗：太子参9g，浮小麦15g。水煎服。

2.肺虚咳嗽：太子参15g，麦冬12g，甘草6g。水煎服。

【注意事项】邪实正不虚者慎用。

黄芪（根）

来源于豆科多年生草本植物蒙古黄芪*Astragalus membranaceus*（Fisch.）Bge. var. *mongholicus*（Bge.）Hsiao 或膜荚黄芪*Astragalus membranaceus*（Fisch.）Bge. 的干燥根。主产于内蒙古、山西、甘肃、黑龙江等地。春秋季采挖，除去须根及根头，晒干。以根条干燥粗长，皱纹少，质地坚而绵，断面色黄白，粉性足，味甜者为佳。生用或蜜炙用。

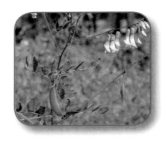

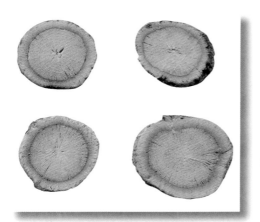

形：类圆形厚片，外表皮有纵皱纹

色：切面皮部黄白色，可见棕色环纹

味：微甜，嚼之有豆腥气

【性味功效】甘，微温。益气升阳，固汗止表，利水消肿，托毒生肌。煎服，9～30g，大剂量30～60g。

【功用特点】本品为唯一——味补气升阳药，兼补肺气，益卫气固表止汗；补气利水消肿；又能补气以托毒生肌。

【验方精选】

1. 白浊：黄芪25g，茯苓50g。研为末。每次服用3～6g，空腹温水送下。

2. 儿童小便不通：黄芪为末。每次服用3g，水煎服。

【注意事项】凡表实邪盛，内有积滞，阴虚阳亢，疮疡阳证实证等，均不宜用。

白术（根茎）

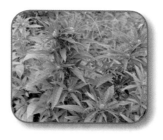

来源于菊科多年生草本植物白术*Atractylodes macrocephala* Koidz. 的干燥根茎。主产于浙江、湖北、湖南、江西等地。冬季下部叶枯黄、上部叶变脆时采收，除去泥沙，烘干或晒干，再除去须根。切厚片。以个大，质坚实，断面色黄白，香气浓者为佳。生用或土炒、麸炒用；炒至黑褐色，称为"焦白术"。

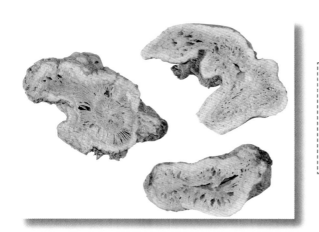

形：不规则厚片

色：皮部黄白色，木质部淡黄色

气味：气清香，味甜，微辛，嚼之略带黏性

【性味功效】苦、甘，温。健脾益气，燥湿利水，止汗，安胎。煎服，6～12g。

【功用特点】本品归脾、胃经，苦燥健脾，为补气健脾的要药；燥湿利水，脾虚痰饮水肿，小便不利等证用之甚宜；又可固表止汗安胎，均与补气健脾作用相关。

【验方精选】

1. 头眩晕，经久不瘥，四体渐羸，饮食无味：白术、神曲各1500g。加适量酒混合药材，并手捻丸，每丸重0.2g，晒干。每次服20丸，每日3次。

2. 自汗不止：白术末，每次服1g，每日2次。

3. 产后呕逆不食：白术16g，姜18g。水煎，徐徐温服。

【注意事项】阴虚津亏者慎服。

山药（根茎）

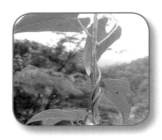

来源于薯蓣科多年蔓生草本植物薯蓣*Dioscorea opposita* Thunb. 的干燥根茎。主产于河南、江苏、广西、湖南等地。霜降后采挖。刮去粗皮晒干或烘干，为"毛山药"；再经浸软闷透，搓压为圆柱状，晒干打光，成为"光山药"。以条粗，质坚实，粉性足，色洁白者为佳。润透，切厚片，生用或麸炒用。

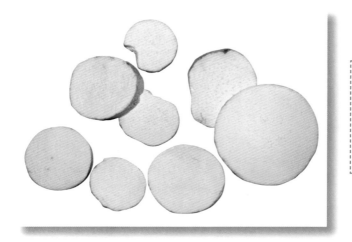

形：圆形或不规则圆片

色：白色

味：微酸，嚼之发黏

【**性味功效**】甘，平。益气补阴，补脾肺肾，固精止带。煎服，15 ～ 30g，大量60 ～ 250g。研末吞服，每次6 ～ 10g。

【**功用特点**】本品既可补气，又能养阴。为平补脾、肺、肾三经之药，且兼涩性，可固精缩尿止带。常用治脾、肺、肾不足之症与滑脱不禁之泄泻、带下、遗精、尿频等症。

【**验方精选**】

1. 婴幼儿腹泻：生山药粉5 ～ 10g。熬成粥状，哺乳前或饭前送服。

2. 肺结核低热、自汗、心慌：生山药20g。水煎服。

3. 糖尿病：生山药100g。水煎服。

【**注意事项**】湿盛中满或有实邪、积滞者禁服。

白扁豆（种子）

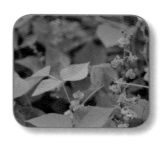

　　来源于豆科一年生缠绕草本植物扁豆*Dolichos lablab* L. 的干燥种子。主产于江苏、河南、安徽、浙江等地。秋季果实成熟时采收，去皮或直接晒干。以种子饱满，色白者为佳。生用或炒用。

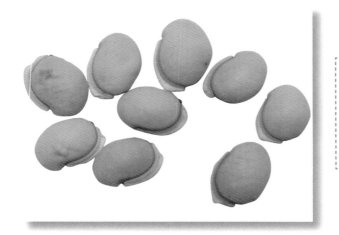

> **形**：扁卵圆形，一
> 侧边缘有隆起的白
> 色眉状种脊
>
> **色**：淡黄白色
>
> **气**：嚼之有豆腥气

【性味功效】甘，微温。健脾，化湿，消暑。煎服，9～15g。

【功用特点】本品炒用健脾化湿和中，生用消暑解毒。

【验方精选】

1. 解砒霜毒：白扁豆生研，水绞汁饮。

2. 疖肿：鲜白扁豆适量。加冬蜜少许，同捣烂敷患处。

【注意事项】不宜多食，以免壅气伤脾。

甘草（根及根茎）

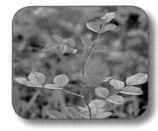

来源于豆科多年生草本植物甘草*Glycyrrhiza uralensis* Fisch.、胀果甘草*Glycyrrhiza inflata* Bat. 或光果甘草*Glycyrrhiza glabra* L. 的干燥根及根茎。主产于内蒙古、山西、甘肃、新疆等地。春秋季采挖，除去须根，晒干。以外皮细紧，色红棕，质坚实，粉性足，断面色黄白，味甜者为佳。切厚片，生用或蜜炙用。

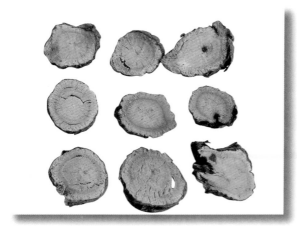

形：类球形或卵圆形厚片；切面有一明显环纹和菊花心

色：外皮红棕色，切面黄白色

气味：微有特异香气，味微甜而特殊

【**性味功效**】甘，平。和中缓急，润肺，解毒，调和诸药。煎服，1.5 ～ 9g。

【**功用特点**】本品性平，作用平和，体现了甘味药的特点。具有补脾益气，清热解毒，祛痰止咳，缓急止痛，调和诸药的作用。

【**验方精选**】

1. 汤火灼伤：甘草煎蜜涂患处。

2. 阴下湿痒：甘草切碎，水煎洗，每日3 ～ 5次。

【**注意事项**】湿盛胀满、浮肿者不宜用。反大戟、芫花、甘遂、海藻。久服较大剂量的生甘草，可引起浮肿等。

大枣（成熟果实）

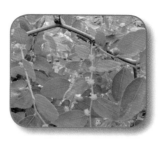

来源于鼠李科落叶乔本植物枣*Ziziphus jujuba* Mill. 的干燥成熟果实。主产于河北、河南、山东、陕西等地。秋季果实成熟时采收，晒干，生用。以色红，肉厚饱满，核小，味甜者为佳。

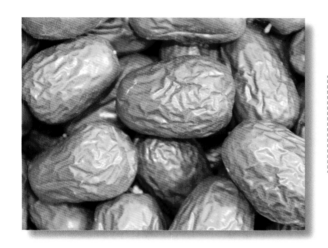

形：椭圆形，肉质柔软，富有糖性而油润

色：暗红色，有光泽

气味：微香，味甜

【性味功效】甘，温。补中益气，养血安神，缓和药性。劈破煎服，6～15g；亦可去皮核捣烂为丸服。

【功用特点】本品为补中益气，养血安神之品，又可缓和峻烈药的药性。常与生姜配伍在解表剂中以调和营卫；在补益剂中配伍以调补脾胃。

【验方精选】

1. 虚劳，烦闷，失眠：大枣20枚，葱白7根。水煎服。

2. 非血小板减少性紫癜：大枣10枚。1日3次，至紫癜全部消退为止。

3. 高血压：大枣10～15枚，鲜芹菜根60g。水煎服。

【注意事项】湿盛脘腹胀满、食积、虫积、龋齿作痛，以及痰热咳嗽均忌服。

二、补阳药

鹿茸（未骨化的角）

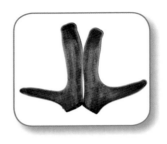

　　来源于鹿科动物马鹿*Cervus elaphus* Linnaeus 或梅花鹿*Cervus nippon* Temminck 的雄鹿未骨化密生绒毛的幼角。前者习称"马鹿茸"，后者习称"花鹿茸"。主产于吉林、辽宁、黑龙江、新疆、青海等地。夏秋季锯取鹿茸，经加工后阴干或烘干。花鹿茸以茸粗大、主枝圆，顶端丰满，质嫩，毛细，皮色红棕，有油润光泽者为佳；马鹿茸以茸体饱满，体轻，毛色灰褐，下部无棱线者为佳。用时燎去毛，刮净，横切薄片，或劈成碎块，研细粉用。

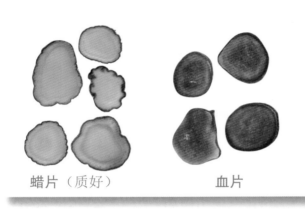

蜡片（质好）　　　　　　　　血片

形：不规则圆片状，外围无骨质

色：蜡片黄白，半透明

气味：气腥臭，味咸

　　【性味功效】甘、咸，温。补肾阳，益精血，强筋骨，调冲任，托疮毒。1～2g，研末吞服；或入丸、散。

　　【功用特点】本品为温肾壮阳，益精血，强筋骨的要药，力强而效佳，治疗肾阳不足，精血亏虚之证；又可固冲任，止崩止带；托疮毒。

　　【注意事项】服用本品宜从小量开始，缓缓增加，不宜骤用大量，以免阳升风动，头晕目赤，或助火动血，而致鼻衄。凡阴虚阳亢，血分有热，胃火盛或肺有痰热，以及外感热病者均应忌服。

巴戟天（根）

来源于茜草科多年生藤本植物巴戟天*Morinda officinalis* How 的干燥根。主产于广东、广西、福建等地。全年均可采挖。晒干，再经蒸透，除去木心者，称"巴戟肉"。以条大，肥壮，呈连珠状，肉厚，色紫，木心细，味微甜者为佳。切段，干燥。生用或盐水炙用。

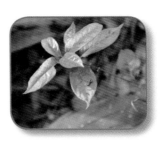

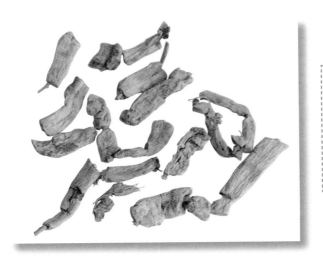

形：变圆柱形连珠状，横裂纹明显

色：淡棕色，断面灰棕色

味：甜而微涩，嚼之有痒舌感

【性味功效】甘、辛，微温。补肾阳，壮筋骨，祛风湿。煎服，3～9g。

【功用特点】本品为补肾阳药中的祛风湿药物，除治疗肾阳不足外，还可治疗肝肾不足兼感风湿的病人。

【验方精选】

1. 补肾壮阳，活血通经，舒筋利关节：巴戟天、牛膝各等量。加10倍白酒浸泡。每次饮30～50mL。

2. 风冷腰胯疼痛，行步不便：巴戟天75g，牛膝150g，羌活75g，桂心75g，五加皮75g，杜仲100g，干姜75g。捣成粉末，炼蜜成丸，每丸重0.2g。每次饭前，用温酒送下30丸。

【注意事项】阴虚火旺者禁服。

淫羊藿（地上部分）

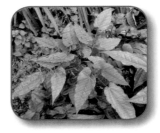

　　来源于小檗科多年生直立草本植物淫羊藿 *Epimedium brevicornu* Maxim.、箭叶淫羊藿 *E. sagittatum*（Sieb. et Zucc.）Maxim.、柔毛淫羊藿 *E. pubescens* Maxim. 或朝鲜淫羊藿 *E. koreanum* Nakai 的地上部分。主产于陕西、辽宁、山东、四川等地。秋季茎叶茂盛时采割，除去粗梗及杂质，晒干。以梗少，叶多，色黄绿，不破碎者为佳。切丝生用或羊脂油（炼油）炙用。

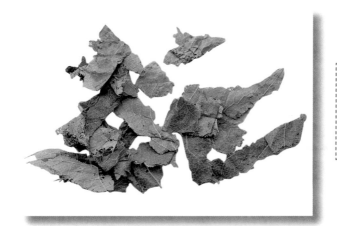

　　形：不规则薄片，网脉明显，近革质

　　色：叶片黄绿色

　　味：微苦

【性味功效】辛、甘，温。补肾壮阳，强筋健骨，祛风除湿。煎服，3～9g。

【功用特点】本品功效主治与巴戟天类似，而温性更强。

【验方精选】

　　1. 半身不遂，手脚麻木：淫羊藿500g，细锉，以生绢袋盛，酒浸，密封，春夏季泡3天，秋冬季泡5天。每日温服适量。

　　2. 牙疼：淫羊藿适量，捣为粗粉，煎汤漱齿。

【注意事项】阴虚而相火易动者禁服。

补骨脂（成熟果实）

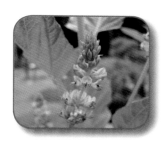

来源于豆科一年生草本植物补骨脂*Psoralea corylifolia* L. 的干燥成熟果实。主产于河南、四川、陕西等地。秋季果实成熟时采收。以粒大，色黑，质坚饱满，无杂质者为佳。生用或盐水炙用。

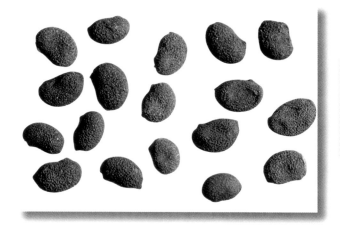

形：肾形

色：黑褐色

气味：气香，味辛、微苦

【性味功效】辛、苦，温。补肾助阳，固精缩尿，暖脾止泻。煎服，6～9g。

【功用特点】本品主入肾经，兼入脾经，为治脾肾阳虚及下元不固之要药；又可补肾纳气平喘；酊剂外涂可治白癜风。

【验方精选】

1. 小儿遗尿：补骨脂50g。研为末，每次服3g，热水送服。

2. 打坠腰痛，瘀血凝滞：补骨脂、茴香、辣桂等份。研为末，每次热酒送服6g。

3. 牙痛日久，肾虚：补骨脂100g，粗盐25g。炒，研末，擦患处。

【注意事项】阴虚内热者禁服。

益智（成熟果实）

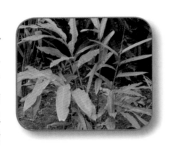

来源于姜科多年生草本植物益智*Alpinia oxyphylla* Miq. 的干燥成熟果实。主产于海南岛、广东、广西等地。夏秋间果实由绿变红时采收。晒干，去壳取仁，生用或盐水炒用。以身干，粒大饱满，显油性；种子色红棕或灰棕，断面色红白，质坚硬，气香，味辛苦者为佳。用时捣碎。

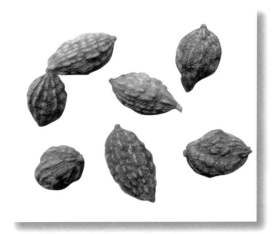

形：椭圆形，两端略尖，表面有纵向凹凸不平棱线

色：灰棕色

气味：有特异香气，味辛、微苦

【性味功效】辛，温。温脾止泻摄涎，暖肾缩尿固精。煎服，3～9g。

【功用特点】本品主入肾经，兼入脾经，性固涩；为治疗脾寒泄泻，腹中冷痛，口多唾涎的要药。

【验方精选】

1. 腹胀忽泻，日夜不止：益智100g。浓煎饮之。

2. 漏胎下血：益智25g，缩砂仁50g。研为末。每次服9g，空腹温水送服，每日2次。

3. 小便赤浊：益智、茯神各100g，远志、甘草各250g。研为末，酒制成0.2g/丸。空腹姜汤送服50丸。

【注意事项】阴虚火旺者禁服。

肉苁蓉（肉质茎）

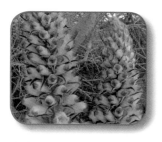

　　来源于列当科一年生寄生草本植物肉苁蓉*Cistanche deserticola* Y. C. Ma 或管花肉苁蓉 *C. tubulosa*（Schrenk）Wight 的干燥带鳞叶的肉质茎。主产于内蒙古、甘肃、新疆、青海等地。多于春季苗未出土或刚出土时采挖，除去花序，干燥。以条粗壮，密被鳞片，色棕褐，内碴色棕黑显油润者为佳。切厚片生用或酒炙用。

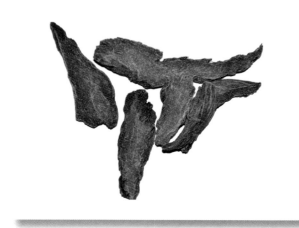

形：不规则厚片
色：棕褐色
味：甜，微苦

　　【性味功效】甘、咸，温。补肾助阳，润肠通便。煎服，10～15g；单用大剂量煎服，可用至30g。

　　【功用特点】本品补肾阳，益精血，为药力缓慢的滋补药，故有"苁蓉"之名。又可润肠通便，对老人肾阳不足，精血亏虚之肠燥便秘者尤宜。

　　【验方精选】

　　1. 大肠气滞，虚闭不行：沉香（磨粉）2.4g。取当归、枳壳、杏仁泥、肉苁蓉各9g，紫菀30g。水煎，和沉香粉末共服。

　　2. 习惯性便秘：紫菀、苦杏仁、当归、肉苁蓉各9g。水煎服。

菟丝子（种子）

来源于旋花科一年生寄生草本植物 *Cuscuta australlis* R. Br. 或南方菟丝子 *C. chinensis* Lam. 菟丝子的干燥种子。分布于我国大部分地区。秋季果实成熟时采收植株，晒干，打下种子，除去杂质，以色灰黄，颗粒饱满者质优。生用或盐水炙用。

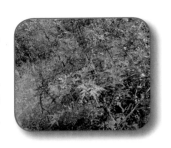

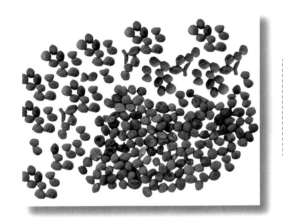

> 形：类球形，用开水浸泡，表面有黏性
>
> 色：黄棕色
>
> 气：略有香气

【性味功效】甘，温。补肾益精，养肝明目，固胎止泄。煎服，6～12g。外用适量。

【功用特点】本品质润滋补，既助肾阳，又益肾阴，为平补肝肾之良药；且有固精缩尿，养肝明目，补肝肾安胎之效。又可温肾补脾而止虚泻。

【验方精选】

1. 小便赤浊，肾虚，头晕：菟丝子、麦门冬等份。研末，制成每丸重0.2g的蜜丸，盐水送服，每次70丸。

2. 脾虚泄泻、食欲不振：菟丝子200g，黄芪、白术、人参、木香各50g，补骨脂、小茴香各25g。饧糖作丸。早晚各服9g，汤酒送服。

3. 消渴：菟丝子适量，酒浸3天，焙干研细粉，炼蜜制丸，每丸重0.2g。饭前服50粒，每日服用2～3次。

【注意事项】阴虚火旺、阳强不萎及大便燥结之症禁服。

沙苑子（种子）

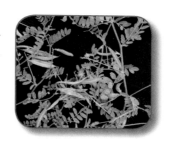

来源于豆科多年生草本植物扁茎黄芪 *Astragalus complanatus* R. Br. 的干燥种子。主产山西、陕西等地。秋末冬初果实成熟尚未开裂时采割植株，晒干，打下种子，除去杂质。以颗粒饱满，色绿褐色者为佳。生用或盐水炒用。

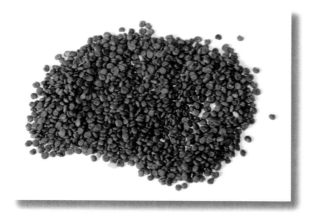

形：略呈肾形而稍扁，边缘一侧微凹

色：绿褐色，光滑

气：嚼之有豆腥气

【性味功效】甘，温。补肾固阳，养肝明目。煎服，9～15g。

【性能特点】本品补肾固精，养肝明目，与菟丝子作用相似，然菟丝子补阳为优，沙苑子固涩功强。

【验方精选】

1. 阳痿早泄：沙苑子50g，肉苁蓉、淫羊藿、菟丝子各30g，鹿茸15g。用黄酒浸泡7天，口服，每次15mL，每日2次，连用14天。

2. 白癜风：炒沙苑子30g，补骨脂、白蒺藜各15g。研末，用麻油调成糊状，涂擦患处，每日3次。

【注意事项】本品为温补固涩之品，阴虚火旺及小便不利者忌服。

杜仲（树皮）

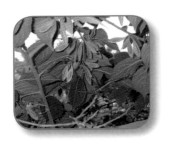

来源于杜仲科落叶乔木植物杜仲 *Eucommia ulmoides* Oliv. 的干燥树皮。主产于四川、云南、贵州、湖北等地。4～6月剥取，刮去粗皮，堆置"发汗"至内皮呈紫褐色，晒干。以皮厚，块大，去净粗皮，断面丝多，内表面暗紫色者为佳。切块或丝，生用或盐水炙用。

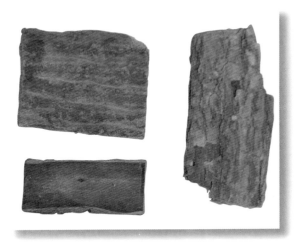

形：片状，折断面有细密、银白色、富有弹性的橡胶丝相连

色：外表面灰褐色，内表面暗紫色，光滑

味：微苦

【性味功效】甘，温，补肝肾，强筋骨，调冲任安胎。水煎服。6～10g。

【验方精选】

1. 妇人胞胎不安：杜仲适量，瓦上焙干，捣成末，煮红枣肉糊制成2g/丸，米汤送服，每次1丸。

2. 频繁堕胎或小产：制杜仲400g，续断100g，山药250～300g，捣为末，做成0.5g/丸的糊丸。每次服50丸，空腹米汤送服。

3. 高血压：杜仲、黄芩、夏枯草各16g。水煎服。

【注意事项】阴虚火旺者慎服。

续断（根）

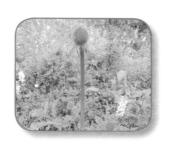

　　来源于川续断科多年生草本植物川续断 *Dipsacus asper* Wall. ex Henry 的干燥根。主产于四川、湖北、湖南、贵州等地。秋季采挖，除去根头及须根，用微火烘至半干，堆置"发汗"至内部变绿色时，再烘干。以条粗，质软，内呈黑绿色者为佳。切薄片用。

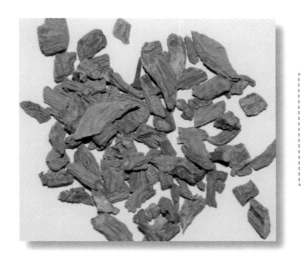

形：类圆形或椭圆形厚片，有明显纵皱纹

色：灰褐色

气味：气微香，味苦，微甜而后涩

　　【性味功效】苦、甘、辛，微温。补肝肾，强筋骨，调血脉，止崩漏。煎服，9～15g。外用适量，研末敷。

　　【性能特点】本品既能补肝肾，强筋骨；味辛，又可行血脉，疗伤续折，故有"续断"之称；又可止血安胎；为伤科、妇科要药。

　　【验方精选】

　　1. 老人风冷，转筋骨痛：续断、制牛膝各等份。研为细末，用温酒送服6g，饭前服。

　　2. 妇人少乳：川续断15g，当归、川芎各5g，麻黄、穿山甲各6g，天花粉9g。水煎，饭后服。

　　3. 乳痈：川续断400g，蒲公英200g。一同研成末，每日早晚各服9g，温开水送服。

　　【注意事项】初痢勿用，怒气郁者禁用。

蛤蚧（全体）

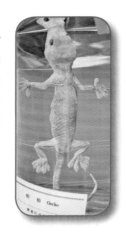

来源于壁虎科动物蛤蚧 *Gekko gecko* Linnaeus 的干燥体。主产于广东、广西，云南亦产。全年均可捕捉，除去内脏，拭净，用竹片撑开，使全体扁平顺直，低温干燥。以体大，肥壮，尾全，不破碎者为佳。用时除去鳞片及头足，切成小块，黄酒浸润后，烘干。

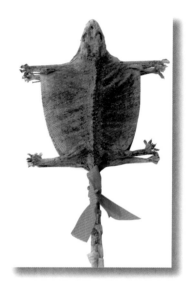

形：扁平状，脊椎骨及两侧肋骨凸起，四足均有5趾

色：背部呈灰黑色，有黄白色斑点

气味：气腥，味微咸

【性味功效】咸，平。补肺益肾，纳气平喘，助阳益精。研末服，每次3～6g，日服3次。

【性能特点】本品峻补肺肾之气而纳气平喘、定喘嗽，为治疗肺肾两虚喘咳的要药；助肾阳、益精血，用于肾阳不足，精血亏虚的阳痿。

【验方精选】缓解哮喘：蛤蚧1只，糯米50g，党参10g，姜片适量。将蛤蚧切块，待糯米煮成稀粥后，与党参、姜片一同放入糯米粥里，熬煮1个小时即可食用。

【注意事项】风寒或实热咳喘忌服。

冬虫夏草（子座及幼虫尸体的复合体）

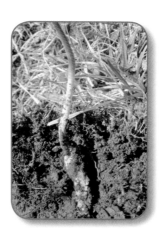

来源于麦角菌科真菌冬虫夏草菌*Cordyceps sinensis*（Berk.）Sacc. 寄生在蝙蝠蛾科昆虫幼虫上的子座及幼虫尸体上的复合体。主产于四川、西藏、青海、云南等地。初夏子座出土，孢子未发散时挖取，晒至6～7成干，除去似纤维状的附着物及杂质，晒干或低温干燥。以完整，虫体饱满肥大，色黄，子座粗壮，断面充实、色白，气香浓者为佳。生用。

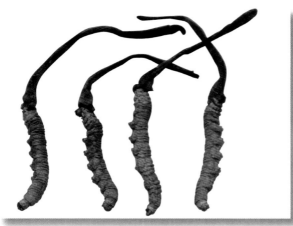

形：虫体似蚕，足8对

色：虫体黄棕色，子座棕褐色

气味：气微腥，味微苦

【性味功效】甘，平。补肾壮阳，补肺平喘，止血化痰。煎汤或炖服，3～9g。

【功用特点】本品与蛤蚧同用可治疗肺肾虚喘，因其兼止血化痰，治疗劳嗽咳血又有其独到之处。

【验方精选】

1. 贫血，阳痿，遗精：冬虫夏草15～50g，炖肉或炖鸡服。

2. 病后虚损：冬虫夏草3～5枚，老雄鸭1只，去肚杂，将鸭头劈开，塞入冬虫夏草，如平常蒸烂食用。

【注意事项】有表邪者慎用。

紫河车（胎盘）

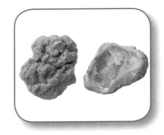

来源于健康人的干燥胎盘。将新鲜胎盘除去羊膜及脐带，反复冲洗至去净血液，蒸或置沸水中略煮后，干燥，或研制为粉，以干燥、色黄或紫红、洁净者为佳。

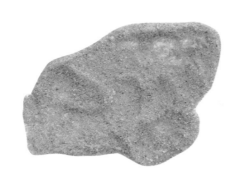

> **形**：圆形或碟状椭圆形，可见毛细血管，质硬脆
>
> **色**：黄色，粉末淡黄色
>
> **气**：有腥气

【**性味功效**】甘、咸，温。补肾益精，养血益气。研末或装胶囊吞服，每次 2～3g，每日 2～3 次。也可用鲜品煨食，每次半个或一个，一周 2～3 次。现已制成有片剂及注射液。

【**功用特点**】本品气血阴阳均补，可用治一切虚损劳极之证。

【**验方精选**】乳汁不足：紫河车 1 个，去膜洗净，慢火炒焦，研末，每日晚饭后服 1.5～3g。

【**注意事项**】阴虚火旺不宜单独应用。

三、补血药

当归（根）

来源于伞形科多年生草本植物当归*Angelica sinensis*（Oliv.）Diels 的干燥根。主产于甘肃东南部岷县（秦州），产量多，质量好；其次则为四川、云南、陕西等地。秋末采挖，除去须根及泥沙，待水分稍蒸发后，捆成小把，上棚，用烟火慢慢熏干。切薄片，或身、尾分别切片。以主根大，身长，支根少，外皮黄棕色，断面黄白色，气味清香、浓厚者为佳。生用或酒炒用。

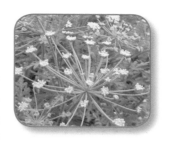

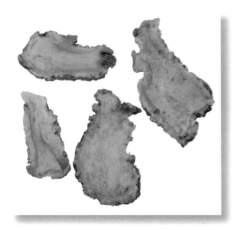

形：不规则片状，断面有油点，质柔韧

色：黄白色，有浅棕色环纹

气味：香气浓郁，味甜、辛，微苦

【性味功效】甘、辛，温。补血调经，活血止痛，润肠通便。煎服，6～12g。

【功用特点】本品甘补、辛行、温通，有补血、活血、调经、散寒、止痛之功，常用于血虚、血瘀、血寒诸证。既为补血要药，又为妇科良药，且为外科所常用。兼能滑肠通便。

【验方精选】

1. 皮肤疮癣：防己9g，当归、黄芪各6g，金银花3g。酒煎服。

2. 妇人乳痈毒气不散：冬瓜皮捣汁，当归半两研末。混匀后涂敷患处，直至痊愈。

【注意事项】湿胜中满、大便溏泻者忌服。

熟地黄（块根的蒸制品）

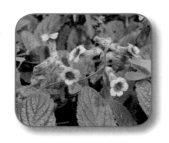

来源于玄参科多年生草本植物地黄*Rehmannia glutinosa* Libosch. 的干燥块根，经加黄酒拌蒸至内外色黑、油润，或直接蒸至黑润而成。以色黑，柔润，甘味浓，洁净无杂质者为佳。切厚片用。

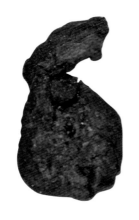
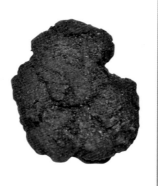

形：不规则厚片，有黏性，质柔软而带韧性

色：乌黑色，有光泽

味：甜

【性味功效】甘，微温。补血养阴，填精益髓。煎服，9～15g。

【功用特点】本品为补血要药，以滋阴的主药。且可益精填髓，治疗血虚萎黄、肾阴不足、肝肾精血亏虚之证。

【验方精选】痛经：红花6g，白芍、川当归、熟地黄、川芎、桃仁各9g。水煎服。

【注意事项】本品性质黏腻，较生地黄更甚，有碍消化，凡气滞痰多、脘腹胀满、食少便溏者忌服。重用久服宜与陈皮、砂仁等同用，以免黏腻碍胃。

白芍（根）

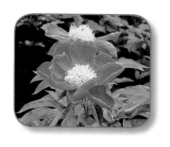

来源于毛茛科多年生草本植物芍药 *Paeonia lactiflora* Pall. 的干燥根。主产于浙江、安徽、四川等地。夏秋季采挖，洗净，除去头尾及须根，置沸水中煮后除去外皮，或去皮后再煮至无硬心，捞起晒干。以根粗长，匀直，质坚实，粉性足，表面光洁者为佳。切薄片，生用、炒用或酒炒用。

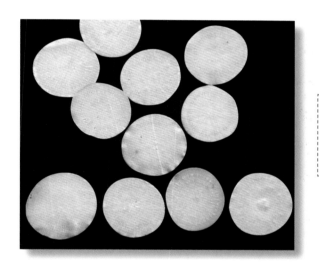

形：圆形薄片，角质样
色：微黄色
味：微苦、酸

【性味功效】苦、酸、甘，微寒。煎服，6～15g；大量15～30g。

【功用特点】本品酸能收涩，可用于血虚萎黄，月经不调，自汗，盗汗；养血敛阴，又有平肝、柔肝止痛的作用，适用于血虚肝旺，肝失柔和，肝阳偏亢引起的头晕目眩，胁肋及四肢挛急作痛，肝脾失和腹中挛急作痛及泻痢腹痛。

【验方精选】肾虚尿频：枸杞子50g，黄芪75g，人参50g，桂心1g，当归50g，白芍药50g。捣筛为散。每次服9g，加入生姜0.2g，枣3枚，麦芽糖0.2g，水煎，去滓，饭前温服。

【注意事项】反藜芦。

何首乌（块根）

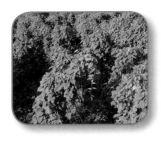

来源于蓼科多年生缠绕藤本植物何首乌*Polygonum multiflorum* Thunb. 的干燥块根。产于我国大部分地区，如河南、湖北、广西、广东、贵州、四川、江苏等地均有出产。秋冬季叶枯萎时采挖，削去两端，洗净，切厚片，干燥，称"生首乌"；再以黑豆汁拌匀，蒸至内外均呈棕褐色，晒干，称为"制首乌"。以质坚体实，粉性足者为佳。

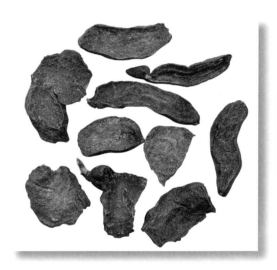

> 形：不规则厚片，角质样
>
> 色：黑褐色
>
> 味：微甜而苦涩

【性味功效】苦、甘、涩，微温。生首乌解毒，截疟，润肠通便；制用补益精血。煎服，3～12g。

【功用特点】本品制用性质温和，不寒不燥，又无腻滞之弊，兼有收敛精气之效，是一味平补肝肾精血的良药。生用补益力弱，可治疗疟疾日久，气血虚弱以及老年人血虚肠燥便秘。

【验方精选】

1. 自汗不止：何首乌末，水调。封脐中。

2. 大肠风毒，泻血不止：何首乌100g，捣细罗为散，每次饭前，以温米汤送服，每次3g。

【注意事项】大便溏泄及有湿痰者慎服。忌铁器。

阿胶（固体胶）

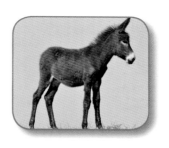

来源于马科动物驴 *Equus asinus* L. 的皮经煎煮、浓缩制成的固体胶。主产于山东、浙江、河北、河南、江苏等地。以山东省东阿县的产品最著名。以色泽乌黑均匀，断面光亮，质脆味甘，无腥气者为佳。捣成碎块或以蛤粉烫炒成珠用。

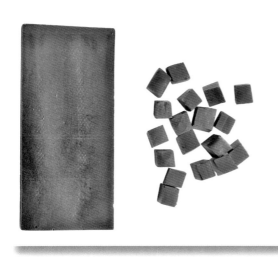

形：长方形或丁状

色：黑褐色，有光泽

味：微甜

【性味功效】甘，平。入汤剂，3 ～ 9g，烊化兑服。

【功用特点】本品为唯一的补血止血药，对出血兼见阴虚血虚者尤为适宜，也为补血的佳品。滋阴润燥，入肾补阴，入肺润肺，又可治疗阴虚证和肺燥证。

【验方精选】产后血虚热痢：白头翁15g，甘草3g，阿胶9g，黄柏12g，黄连6g，秦皮12g，水煎服。

【注意事项】本品性滋腻，有碍消化，胃弱便溏者慎用。

四、补阴药

北沙参（根）

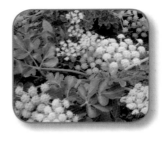

来源于伞形科多年生草本植物珊瑚菜*Glehnia littoralis* Fr. Schmidt ex Miq. 的干燥根。主产于山东、辽宁、河北、江苏等地。夏秋季采挖，洗净，置沸水中烫后，除去外皮，干燥。或洗净直接干燥。以根条细长，均匀色白，质坚实者为佳。

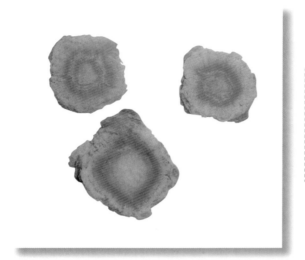

形：不规则厚片或段，半透明

色：外表淡黄白色，切面有黄心

气味：气特异，味微甜

【性味功效】甘、微苦，微寒。养阴清肺，益胃生津。煎服，4.5～9g。

【功用特点】本品归肺、胃经。以清肺热，养肺阴，益胃阴，生胃津为主要功能。适用于肺阴虚、胃阴虚之证。

【验方精选】

1. 烦渴咳嗽，不消化：北沙参16g。水煎服。

2. 阴虚上火，口苦烦渴：北沙参、麦门冬、知母、川贝母、怀熟地、鳖甲、地骨皮各200g。制成膏状，每日清晨服20g，水送服。

【注意事项】风寒作嗽及肺胃虚寒者禁服；痰热咳嗽者慎服。

南沙参（根）

来源于桔梗科多年生草本植物轮叶沙参 *Adenophora tetraphylla*（Thunb.）Fisch. 或沙参 *A. stricta* Miq. 的干燥根。主产于安徽、江苏、浙江、贵州等地。春秋季采挖，除去须根，洗后趁鲜刮去粗皮，干燥。以根粗大、饱满，无外皮，色黄白者为佳。切厚片或短段生用。

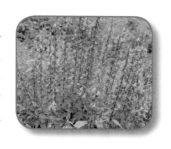

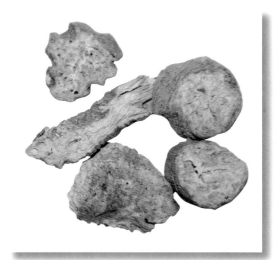

形：类圆形厚片

色：外皮淡棕黄色，断面黄白色

味：微甜

【性味功效】甘，微寒。养阴清肺化痰，益气。水煎，9 ～ 15g。

【验方精选】心悸：太子参、南沙参、丹参、苦参各9g，水煎服。

【注意事项】反藜芦。

百合（鳞叶）

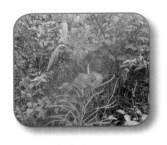

来源于百合科多年生草本植物卷丹*Lilium lancifolium* Thunb.、百合*Lilium brownii* F. E. Brown var. *viridulum* Baker 或细叶百合*L. pumilum* DC. 的干燥肉质鳞叶。产于全国各地，以湖南、浙江产者为多。秋季采挖，洗净，剥去鳞叶，置沸水中略烫，干燥。以瓣匀肉厚，色黄白，质坚，筋少者为佳。生用或蜜炙用。

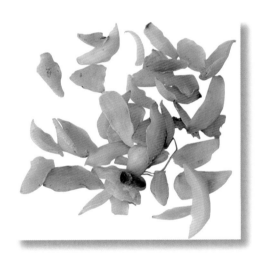

> **形**：长椭圆形薄片，硬而脆，角质样
>
> **色**：淡棕黄色或黄白色
>
> **味**：微苦

【性味功效】甘，微寒。养阴润肺，清心安神。煎服，6 ～ 12g。

【功用特点】本品归肺、心经。以养阴润肺止咳，清心安神为长。

【验方精选】

1. 肺病吐血：鲜百合捣汁，和水饮之，也可煮食。

2. 神经衰弱，心烦失眠：百合16g，酸枣仁16g，远志9g。水煎服。

3. 心口痛，服诸药不效者：百合50g，乌药9g。水煎服。

【注意事项】风寒咳嗽及中寒便溏者禁服。

麦冬（块根）

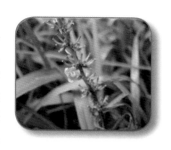

来源于百合科多年生草本植物麦冬*Ophiopogon japonicus*（L. f）Ker-Gawl. 的干燥块根。主产于四川、湖北、浙江等地。夏季采挖，反复暴晒、堆置，至七、八成干，除去须根，干燥。以表面色淡黄白，半透明，体肥大，质柔，气香，味甜，嚼之发黏者为佳。生用。

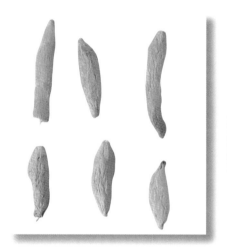

形：纺锤形，有细纵纹，半透明，中柱细小

色：黄白色

味：甜、微苦

【性味功效】甘、微苦，微寒。滋阴润肺，益胃生津，清心除烦。煎服，6 ～ 12g。

【功用特点】本品归心、肺、胃经。养肺、胃之阴而润燥生津，又清心而除烦安神。用治肺、心、胃三经阴伤有火之证。

【验方精选】

1. 中耳炎：鲜麦冬捣烂取汁，滴耳。

2. 小便淋涩：鲜麦冬90g。水煎服，每日2 ～ 3次。

3. 热水烫伤：麦冬240g，煮汁2碗，频繁涂患处。

【注意事项】虚寒泄泻，湿浊中阻，风寒或寒痰咳喘者均禁服。

天冬（块根）

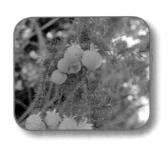

来源于百合科多年生攀援草本植物天冬*Asparagus cochinchinensis*（Lour.）Merr. 的干燥块根。主产于四川、贵州、广西等地。秋冬季采挖，洗净，除去茎基和须根，置沸水中煮或蒸至透心，趁热除去外皮，洗净，干燥。以体饱满，色黄白，半透明者为佳。切薄片，生用。

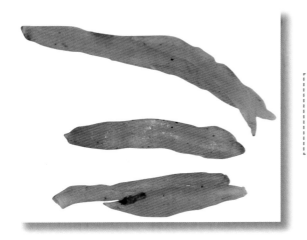

形：长纺锤形，略弯曲
色：淡黄棕色，半透明
味：甜，微苦

【性味功效】甘、苦，寒。养阴润燥，清火，生津。煎服，6～12g。

【功用特点】本品归肺、肾经。能养阴润燥，清火生津，为治肺肾阴虚有热之品。

【验方精选】

1. 乳癌：鲜天冬60g。捣汁，适量黄酒，饭前送服。

2. 乳腺小叶增生：鲜天冬62.5g。黄酒适量蒸熟送服。

【注意事项】脾胃虚寒、食少便溏及外感风寒咳嗽者忌服。

石斛（茎）

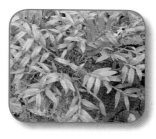

来源于兰科多年生草本植物流苏石斛*Dendrobium fimbriatum* Hook.、鼓槌石斛*D. chrysotoxum* Lindl. 或金钗石斛*D. nobile* Lindl. 的新鲜或干燥茎。主产于四川、贵州、云南、安徽、广东、广西等地。全年均可采收，以秋季采收为佳。烘干或晒干。鲜者可栽于砂石内，以备随时取用。鲜者以青绿色，肥满多叶，嚼之发黏者为佳；干品以色金黄，有光泽，质柔韧者为佳。切段，生用。

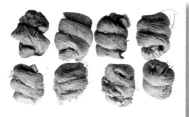

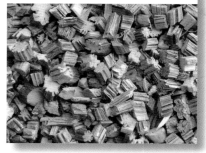

形：圆柱形或弹簧状，有纵纹

色：黄绿色

味：微苦而回甜，嚼之有黏性

【性味功效】甘，微寒。益胃生津，滋阴清热。煎服，6 ～ 12g，鲜用15 ～ 30g。

【功用特点】本品归胃、肾经。为养胃阴，生津液，滋肾阴，除虚热之品。补肾养肝明目，强筋骨。

【验方精选】

1. 胃火上冲，心悸，乏力：石斛50g，玄参6g。水煎服。

2. 病后虚热口渴：鲜石斛、麦冬、五味子各9g。水煎代茶饮。

【注意事项】虚而无火者忌用。

玉竹（根茎）

来源于百合科多年生草本植物玉竹 *Polygonatum odoratum*（Mill.）Druce 的干燥根茎。主产河北、江苏等地。秋季采挖，洗净，晒至柔软后，反复揉搓，晾晒至无硬心，晒干；或蒸透后，揉至半透明，晒干。以条长，肉肥，色黄白，光泽柔润者为佳。切厚片或段用。

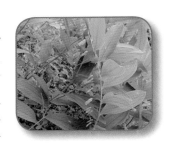

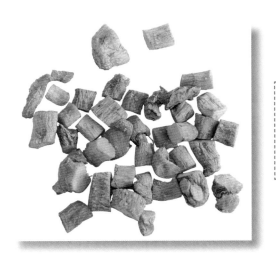

> **形**：短圆柱形，有纵皱纹，断面角质样
>
> **色**：淡黄棕色，半透明
>
> **味**：甜，嚼之发黏

【性味功效】甘，微寒。滋阴润肺，养胃生津。煎服，6～12g。

【功用特点】本品归肺、胃经。以滋肺、胃之阴为主要功效；因滋阴不敛邪，故还可用于阴虚外感之证。

【验方精选】

1. 发热口干，小便涩：玉竹250g。煮汁饮服。

2. 跌打损伤：玉竹15g。泡酒服。

3. 肢体酸软，自汗盗汗：玉竹16g，丹参5g。水煎服。

【注意事项】痰湿气滞者禁服，脾虚便溏者慎服。

黄精（根茎）

来源于百合科多年生草本植物滇黄精*Polygonatum kingianum* Coll. et Hemsl. 黄精*P. sibiricum* Red. 或多花黄精*P. cyrtonema* Hua 的干燥根茎。滇黄精主产云南、贵州、广西，黄精主产内蒙古、河北、陕西，多花黄精主产贵州、湖南、安徽、浙江。春秋季采挖，洗净，置沸水中略烫或蒸至透心，干燥。以块大、肥润、色黄、断面透明者为佳。切厚片生用或酒炙用。

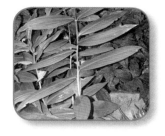

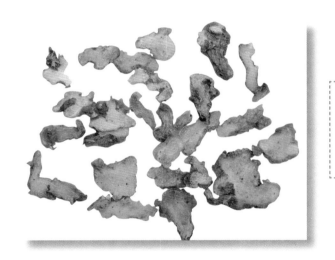

形：不规则厚片，半透明，角质样

色：黄白色

味：甜，嚼之有黏性

【性味功效】甘，平。养阴润肺，补脾益气，滋肾填精。煎服，9～15g。

【功用特点】本品归脾、肺、肾经。既益脾阴，又补脾气，兼润肺燥，益肾精。

【验方精选】

1. 小儿下肢痿软：黄精50g，冬蜜50g。开水炖服。

2. 蛲虫病：黄精25g，加冰糖100g，炖服。

3. 肺痨咳血，赤白带：鲜黄精100g，冰糖50g，开水炖服。

【注意事项】中寒泄泻、痰湿痞满气滞者禁服。

枸杞子（成熟果实）

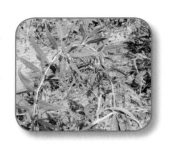

来源于茄科落叶灌木植物宁夏枸杞 *Lycium barbarum* L. 的干燥成熟果实。主产于宁夏、甘肃等地。夏秋季果实呈橙红色时采收，晾至皮皱后，再暴晒至外皮干硬、果肉柔软。以粒大，肉厚，种子少，色红，质柔软，味甜者为佳。生用。

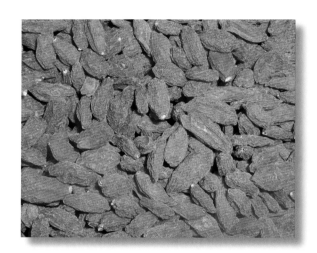

形：类纺锤形

色：红色

味：甜，嚼之唾液呈红黄色

【性味功效】甘，平。养肝，滋肾，润肺。煎服，6～12g。

【功用特点】本品归肝、肾经。为治疗肾虚遗精，肝肾阴虚，视力减退及消渴等的常用药。

【验方精选】

1. 补虚：枸杞子1000g。捣碎，酒浸7日，适量饮服。

2. 目赤生翳：枸杞子捣汁，每日点患处3～5次。

【注意事项】脾虚便溏者慎服。

墨旱莲（地上部分）

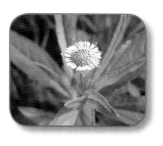

来源于菊科一年生草本植物鳢肠*Eclipta pros-trata* L. 的干燥地上部分。主产于江苏、江西、浙江、广东等地。花开时采割，晒干。以色绿，无杂质者为佳。切段生用。

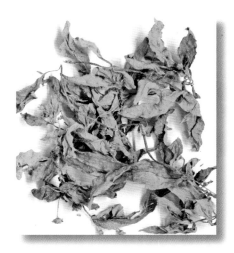

形：不规则段，茎圆柱形，有纵棱，叶皱缩，头状花序，瘦果椭圆形而扁

色：绿褐色或带紫红色，被白色绒毛

味：微咸

【性味功效】甘、酸，寒。补益肝肾，凉血止血。内服，6～12g。外用适量。

【功用特点】本品归肝、肾经，补肝肾，凉血止血，除治疗肝肾阴虚证外，又可治疗阴虚血热出血。

【验方精选】

1. 热痢：墨旱莲50g。水煎服。

2. 刀伤出血：鲜墨旱莲捣烂，敷伤处；干者研末，撒伤处。

3. 白喉：墨旱莲100～150g，捣烂，加盐少许，冲开水去渣服。服后吐出涎沫。

【注意事项】脾肾虚寒者慎服。

女贞子（成熟果实）

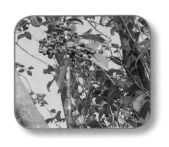

　　来源于木犀科常绿乔木植物女贞*Ligustrum lucidum* Ait. 的干燥成熟果实。主产于浙江、江苏、湖南、福建、四川等地。冬季果实成熟时采收，稍蒸或置沸水中略烫后，干燥。以粒大，饱满，色紫黑，质坚实者为佳。生用或酒制用。

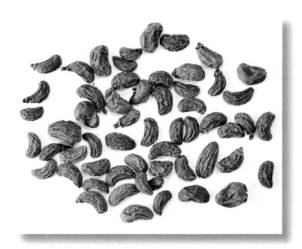

形：肾形，皱缩不平

色：灰黑色

味：甜

【性味功效】甘、苦，凉。补肝肾阴，乌须明目。煎服，6 ～ 12g。

【功用特点】本品归肝、肾经。补肝肾阴常与墨旱莲相须为用。

【验方精选】

1.神经衰弱：女贞子、旱莲草、桑椹子各15 ～ 30g。水煎服。

2.白细胞减少症：女贞子、龙葵各45g。水煎服。

3.口腔炎：女贞子9g，金银花12g。水煎服。

【注意事项】脾胃虚寒泄泻及阳虚者忌服。

龟甲（背甲及腹甲）

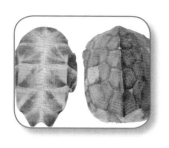

来源于龟科动物乌龟*Chinemys reevesii*（Gray）的背甲及腹甲。主产于浙江、湖北、湖南、安徽、江苏等地。全年均可捕捉，杀死，或用沸水烫死，剥取甲壳，除去残肉，晒干。以块大，完整，洁净而无腐肉者为佳。以砂炒后醋淬用。

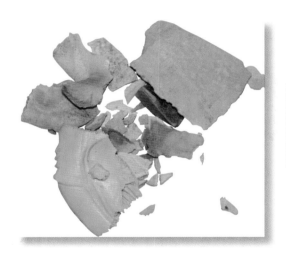

> 形：不规则板片状，质硬脆
> 色：微黄色
> 气：微有醋香气

【性味功效】甘、咸，寒。滋阴潜阳，益肾健骨，养血补心。入汤剂，9～24g；宜捣碎先煎。

【功用特点】本品既能滋补肝肾之阴退内热，又可潜肝阳息内风，且益肾健骨，固经止血，养血补心安神，为滋补清潜之品。

【验方精选】肝火过旺，头痛眩晕目赤：牛膝、生赭石各30g，生龙骨、生牡蛎、生龟甲、生杭芍、玄参、天冬各15g，川楝子、生麦芽、茵陈各6g，甘草4.5g。水煎服。

鳖甲（背甲）

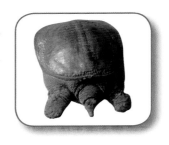

来源于鳖科动物鳖 *Trionyx sinensis* Wiegmann 的背甲。主产于河北、湖南、安徽、浙江等地。全年均可捕捉，杀死后置沸水中烫至背甲上硬皮能剥落时取出，除去残肉。以个大，甲厚，无残肉，洁净而无腐臭味者为佳。晒干，以砂炒后醋淬用。

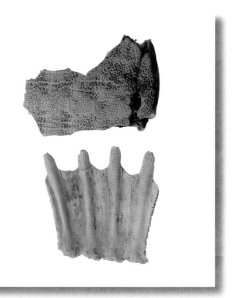

形：椭圆形，背面隆起，内表面可见肋骨

色：外表面墨绿色，内表面类白色

气：微腥

【性味功效】咸，寒。滋阴潜阳，退热除蒸，软坚散结。入汤剂，9 ～ 24g；宜捣碎先煎。

【功用特点】本品为治疗阴虚发热的要药，咸又能软坚散结。

【验方精选】

1. 肝脾肿大：凌霄花、䗪虫、桃仁各9g，鳖甲、大黄、当归各10g，红花6g。水煎服。

2. 白血病：天冬、党参各30g，百合、地骨皮、熟地、沙参、玉竹、生地、炙鳖甲各15g，麦冬、凤凰衣、白芍、白及各9g，川贝母6g。水煎服。

第十八章　收涩药

一、固表止汗药

麻黄根（根及根茎）

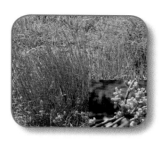

　　来源于麻黄科多年生草本状小灌木植物草麻黄 *Ephedra sinica* Stapf. 的干燥根及根茎。主产于河北、山西、内蒙古、甘肃、四川等地。立秋后采收。剪去须根，干燥切段。以身干，质坚，外皮红棕色，断面黄白色者为佳。生用。

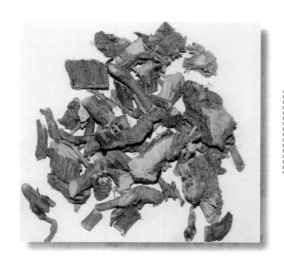

> 形：类圆柱形厚片
>
> 色：外皮红棕色，断面淡黄色
>
> 味：微苦

　　【性味功效】甘，平。固表止汗。煎服，3～9g。外用适量。

　　【功用特点】本品敛肺止汗之功较为显著，为临床止汗专品。可用于自汗，盗汗。

　　【验方精选】

　　1. 酒皶鼻：麻黄、麻黄根各4g，酒煎，早晚各饮3～5杯。

　　2. 植物神经功能紊乱：柏子仁、党参、浮小麦各15g，白术、五味子、麻黄根各10g，姜半夏6g，牡蛎20g，红枣6枚。水煎服。

　　【注意事项】有表邪者忌用。

浮小麦（近成熟的种子）

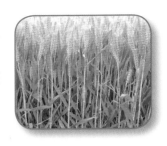

来源于禾本科一年生草本植物小麦 *Triticum aestivum* L. 干燥近成熟的种子。产于各地。收获时，扬起其轻浮干瘪者，或以水淘之，浮起者为佳，晒干。以身干，果粒大小均匀，无杂质者为佳。生用，或炒用。

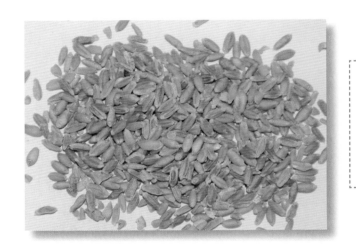

形：长椭圆形，一端有种脊，质硬而脆

色：黄白色，断面白色

味：微甜

【性味功效】甘，凉。煎服，15～30g；研末服，3～5g。

【功用特点】本品敛汗，益心气，退虚热，可治疗自汗、盗汗、骨蒸劳热。

【验方精选】

1. 植物神经功能紊乱：柏子仁、党参、浮小麦各15g，白术、五味子、麻黄根各10g，姜半夏6g，牡蛎20g，红枣6枚。水煎服。

2. 小儿出虚汗：太子参9g，浮小麦15g。水煎服。

【注意事项】表虚汗出者忌用。

二、敛肺涩肠药

五味子（成熟果实）

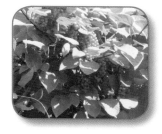

来源于木兰科多年生落叶木质藤本植物五味子 *Schisandra chinensis*（Turcz.）Baill. 的干燥成熟果实。习称"北五味子"，主产于东北。秋季果实成熟时采取。晒干。以粒大，色紫红，肉厚，柔润光泽，气味浓者为佳。生用或经醋、蜜拌蒸，晒干用。

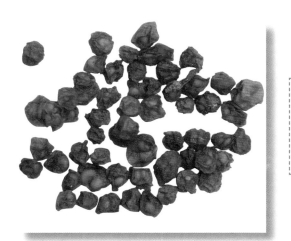

形：扁球形，皱缩，显油性

色：紫红色

气味：果肉味酸，种子破碎后有香气，味辛、微苦

【性味功效】酸、甘，温。收敛固涩，益气生津，宁心安神。煎服，1.5～6g；研末服，每次1～3g。

【功用特点】本品五味俱备，唯酸独胜。上能敛肺止咳，下能滋肾，故可用治肺虚久咳及肺肾两虚喘咳；味酸生津止渴，敛肺止汗，补肾涩精，涩肠止泻，又可宁心安神。

【验方精选】

1. 肾泄：五味子100g，吴茱萸25g。一同炒香熟为度，研为细末。每次服6g，陈米汤送服。

2. 白浊肾虚，腰脊疼痛：五味子50g，炒赤为末，用醋糊为丸，醋汤送服30丸。

【注意事项】凡表邪未解，内有实热，咳嗽初起，麻疹初期，均不宜用。

乌梅（近成熟果实）

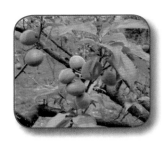

来源于蔷薇科落叶乔木植物梅*Prunus mume* (Sieb.) Sieb. et Zucc. 的干燥近成熟果实。主产于浙江、福建、云南等地。夏季果实近成熟时采收，低温烘干后闷至皱皮，色变黑时即成。以个大，肉厚，外皮乌黑色，质柔润，味极酸者为佳。去核生用或炒炭用。

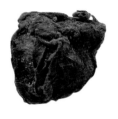 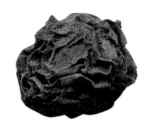

形：类球形，皱缩不平

色：乌黑色

气味：稍有特异酸气及烟熏气，味极酸

【性味功效】酸、涩，平。敛肺止咳，涩肠止泻，止血，生津，安蛔。煎服，6～12g，大剂量可用至30g。外用适量，捣烂或炒炭研末外敷。

【功用特点】本品因味酸生津，而有生津止渴之功，治疗虚热消渴；蛔虫得酸则伏，又可安蛔止痛，治疗蛔厥腹痛。

【验方精选】

1. 久咳不已：乌梅肉、制罂粟壳等份，研为末。每次服6g，睡前蜜汤送服。

2. 便痢脓血：乌梅50g，去核，烧过为末。每次服6g，米汤送服。

3. 消渴，止烦闷：乌梅肉100g，研末。每次服6g，水煎，去渣，放入豆豉200粒，再煎，睡前服用。

【注意事项】外有表邪或内有实热积滞者均不宜服。

五倍子（虫瘿）

来源于漆树科落叶灌木或小乔木植物盐肤木 *Rhus chinensis* Mill. 、青麸杨 *Rhus potaninii* Maxim. 或红麸杨 *Rhus punjabensis* Stew. var. *sinica*（Diels）Rehd. et Wils. 叶上的虫瘿，主要由五倍子蚜 *Melaphis chinensis*（Bell）Baker 寄生而形成。分布于我国大部分地区，而以四川为主。秋季摘下虫瘿。煮死内中寄生虫，干燥。按外形不同分为"肚倍"和"角倍"。以个大，完整，壁厚，色灰褐者为佳。生用。

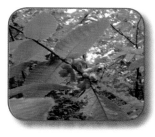

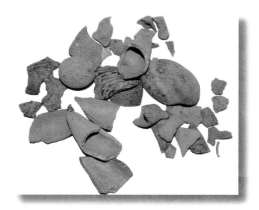

形：长圆形或纺锤形囊状
色：灰褐色
气味：气特异，味涩

【性味功效】酸、涩，寒。敛肺降火，止咳止汗，涩肠止泻，固精止遗，收敛止血，收湿敛疮。煎服，3～9g；入丸、散服，每次1～1.5g。外用适量。研末外敷或煎汤熏洗。

【功用特点】本品敛肺降火，因性寒，还可治疗肺热痰嗽；涩肠止泻，用治久泻、久痢；固精止遗，用治遗精、滑精；敛汗止血，用治自汗、盗汗；崩漏下血或便血痔血。

【验方精选】

1. 小儿口疮：苦参、黄丹、五倍子、青黛各等份。研成粉末，敷患处。

2. 金刃或打扑伤损，出血不止：降真香末、五倍子末、铜末等份或随意加减用之。拌匀。

【注意事项】湿热泻痢者忌用。

诃子（成熟果实）

来源于使君子科落叶乔木植物诃子 *Terminalia chebula* Retz. 或绒毛诃子 *Terminalia chebula* Retz. var. *tomentella* Kurt. 的干燥成熟果实。主产于云南及广东、广西等地。秋冬季采取。晒干。以个大肉厚，表面色黄棕，有光泽，质坚实，味酸涩者为佳。生用或煨用。若用果肉，则去核。

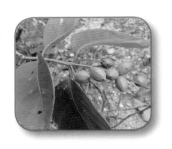

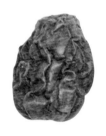 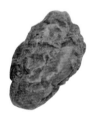 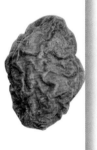

形：卵圆形，有明显皱纹

色：黄棕色

味：酸涩后甜

【性味功效】苦、酸、涩，平。涩肠，敛肺。煎服，3～9g。

【功用特点】本品生用敛肺止咳，利咽开音，用于久咳、失音；煨用涩肠止泻，用于久泻、久痢、脱肛。涩肠止泻宜煨用，敛肺清热，利咽开窍宜生用。

【验方精选】

1. 大肠下利滑脱：诃子10枚，为散，和粥饮，每日3次。

2. 口疮经久不愈：制诃子5个，冰片0.3g。共研匀细，不时掺入少许，口含慢服。

【注意事项】凡外有表邪、内有湿热积滞者忌用。

肉豆蔻（种仁）

来源于肉豆蔻科高大乔木植物肉豆蔻*Myristica fragrans* Houtt.的干燥种仁。主产于马来西亚、印度尼西亚；我国广东、广西、云南亦有栽培。冬春两季果实成熟时采收。除去皮壳后干燥。以个大，质坚体重，气香浓者为佳。煨制去油用。

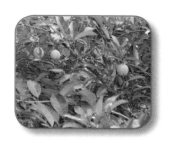

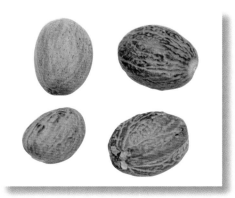

形：卵形，有网状沟纹，一侧有明显的纵沟

色：灰黄色

气味：气芳香而强烈，味辛辣而微苦

【性味功效】辛，温。温中涩肠，行气消食。煎服，3 ～ 9g；入丸散服，每次0.5 ～ 1g。

【功用特点】本品可治疗脾肾虚寒久泻；其与白豆蔻、草豆蔻同有温中行气之功，用治胃寒胀痛，食少呕吐。

【验方精选】

1. 霍乱呕吐不止：肉豆蔻、人参、制厚朴各50g。研为细末。每次取9g，再加生姜0.2g，粟米10g，水煎服。

2. 脾虚泄泻，肠鸣不食：肉豆蔻1枚，挖小洞加入乳香5g在内，面裹煨熟，去面，碾为细末。每次服3g，米汤送服，小儿减半。

【注意事项】湿热泻痢者忌用。

赤石脂（矿石）

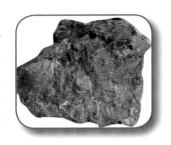

来源于硅酸盐类矿物多水高岭石族多水高岭石，主含四水硅酸铝$[Al_4(Si_4O_{10})(OH)_8 \cdot 4H_2O]$。主产于福建、山东、河南等地。全年均可采挖。拣去杂石。以色红，光滑细腻，易碎，用舌舔之黏性强者为佳。研末水飞或火煅水飞用。

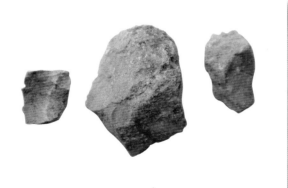

形：不规则块状

色：粉红色

气：有黏土气，嚼之无沙粒感

【性味功效】甘、涩，温。涩肠止泻，收敛止血，敛疮生肌。煎服，9～12g。外用适量。研细末撒患处或调敷。

【功用特点】本品涩肠止泻，用于久泻久痢，常与禹余粮相须为用；收敛止血，固崩止带，治疗崩漏带下、便血等；外用敛疮生肌，用于疮疡久溃。

【验方精选】遗精：韭菜子100g，龙骨90g，赤石脂90g。水煎，分3次服用。

【注意事项】湿热积滞泻痢者忌服。孕妇慎用。畏官桂。

三、固精缩尿止带药

山茱萸（果肉）

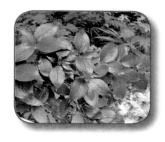

来源于山茱萸科落叶小乔木植物山茱萸 *Cornus officinalis* Sieb. et Zucc. 的干燥成熟果肉。主产于浙江、安徽、河南、山西、陕西等地。秋末冬初采收。用文火烘焙或置沸水中略烫，及时挤出果核。以无核，皮肉肥厚，色红紫柔润者为佳。晒干或烘干用。

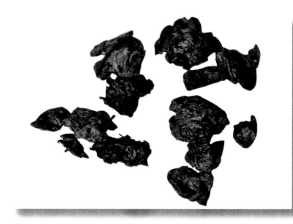

> 形：不规则片状或囊状，质滋润柔软，有光泽
>
> 色：紫红色或紫黑色
>
> 味：酸、涩、微苦

【性味功效】酸、涩，微温。补益肝肾，收敛固脱。煎服，5～10g，急救固脱，20～30g。

【功用特点】本品为补益肝肾的要药；又可收敛固涩，固精止遗，固崩止血，敛汗固脱。

【验方精选】壮阳固精：山茱萸（酒浸）取肉500g，补骨脂250g，当归200g，麝香3g。捣为细末，炼蜜丸，每丸重0.2g。每次服81丸，睡前盐水送服。

【注意事项】素有湿热，小便淋涩者，不宜应用。

桑螵蛸（卵鞘）

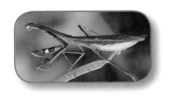

来源于螳螂科昆虫大刀螂*Tenodera sinensis* Saussure、小刀螂*Statilia maculata*（Thunberg）或巨斧螳螂*Hierodula patellifera*（Serville）的干燥卵鞘。以上三种分别习称"团螵蛸""长螵蛸"及"黑螵蛸"。产于全国大部分地区。深秋至次春采收。置沸水中浸杀其卵，或蒸透，晒干用。以干燥、完整、幼虫未出、色黄、体轻而带韧性、无树枝草根等杂质者为佳。

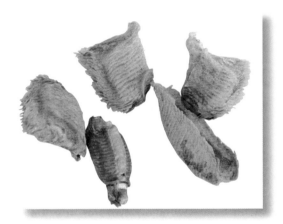

形：圆柱形或半圆柱形，上面带状隆起明显，带的两侧各有一条暗棕色浅沟和斜向纹理

色：灰黄色

气味：气微腥，味淡或微咸

【性味功效】甘、咸，平。固精缩尿，补肾助阳。煎服，6～10g。

【功用特点】本品为补肾助阳、固精缩尿之良药，而尤以遗尿尿频最为常用。

【验方精选】遗尿：小茴香6g，桑螵蛸15g。装入猪尿泡内，焙干为末服用。

【注意事项】本品助阳固涩，故阴虚多火，膀胱有热而小便频数者忌用。

海螵蛸（内壳）

来源于乌鲗科动物无针乌贼*Sepiella maindroni de Rochebrune* 或金乌贼*Sepia esculenta* Hoyle 的干燥内壳。产于辽宁、江苏、浙江沿海等地。收集其骨状内壳，洗净，干燥。以身干，体大，色白，完整者为佳。生用。

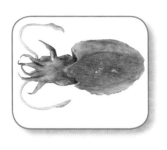

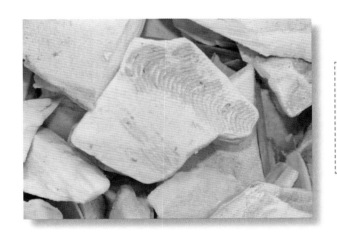

形：扁长椭圆形，中间厚，显疏松层纹

色：白色

气味：气微腥，味微咸

【性味功效】咸、涩，微温。固精止带，收敛止血，制酸止痛，收湿敛疮。煎服，5～9g，散剂酌减。外用适量。

【功用特点】本品温涩收敛，有固精止带之功，用于遗精，带下；收敛止血，治疗出血证；有良好的制酸止痛作用，用于胃痛吐酸；外用能收湿敛疮，用于湿疮，湿疹，溃疡不敛等。

【验方精选】

1. 支气管扩张咯血，肺结核咯血：白及、海螵蛸、三七各180g。共研细末，每次服用9g，每日3次。

2. 中耳炎：柿蒂4.5g，细辛0.9g，海螵蛸6g，梅片0.3g。共研细末，清理干净耳内脓水，吹入药末。

莲子（种子）

来源于睡莲科多年生水生草本植物莲*Nelumbo nucifera* Gaertn. 的干燥种子。主产于湖南、福建、江苏、浙江及南方各地池沼湖溏中。秋季采收。晒干。以色黑，饱满，质重者为佳。生用。

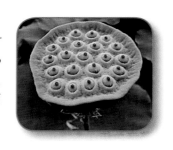

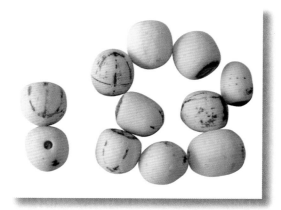

> **形**：类球形，一端中心呈乳头状凸起
>
> **色**：浅黄棕色，凸起呈深棕色
>
> **味**：甜，微涩

【**性味功效**】甘、涩，平。益肾固精，补脾止泻，止带，养心安神。煎服，10 ～ 15g。

【**功用特点**】本品用于肾虚遗精、遗尿；也用于脾虚食少，久泻，带下病，心肾不交所致虚烦、心悸、失眠。

【**验方精选**】

1. 久痢不止：老莲子100g（去心），为末，每次服3g，陈米汤送服。

2. 心经虚热，小便亦浊：莲子（连心）300g，炙甘草50g。切细末。每次服6g，灯心草煎汤送服。

【**注意事项**】中满痞胀、大便燥结者禁服。

芡实（种仁）

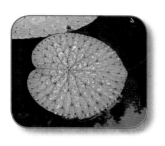

来源于睡莲科多年生水生草本植物芡*Euryale ferox* Salisb. 的干燥种仁。主产于湖南、江西、安徽、山东等地。秋末冬初采收成熟果实，除去果皮，取出种仁，再除去硬壳，晒干。以颗粒饱满，质坚实，断面白色，粉性足，无碎末及皮壳者为佳。捣碎生用或炒用。

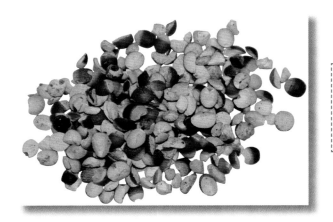

形：类球形，多为破粒，断面粉性

色：表面棕红色，断面黄白色

【性味功效】甘、涩，平。益肾固精，健脾止泻，除湿止带。煎服，9～15g。

【功用特点】本品益肾固精，治疗遗精滑精，遗尿尿频；健脾收敛止泻，用于脾虚久泻；除湿止带，用于带下病。

【验方精选】白浊：金樱子、芡实肉粉各等份。同酒糊和芡粉为丸，每丸重0.2g。每服30丸，酒吞，饭前服。

第十九章　涌吐药

常山（根）

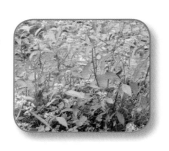

来源于虎耳草科落叶小灌木植物常山*Dichroa febrifuga* Lour. 的干燥根。主产于长江以南各省及甘肃、陕西、四川等地。秋季采收。晒干。以质坚实而重，形如鸡骨，表面及断面色淡黄，光滑者为佳。切片生用或酒炒用。

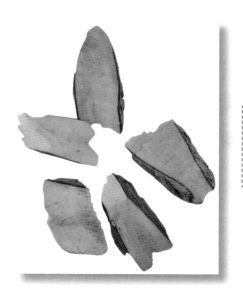

形：不规则薄片，折断时有粉尘飞扬
色：外皮棕黄色，木部淡黄色
味：苦

【性味功效】苦、辛，寒。有毒。涌吐痰，截疟。煎服，5～9g；入丸散酌减。涌吐可生用，截疟宜酒制用。治疗疟疾宜在寒热发作前半天或2小时服。

【功用特点】本品涌吐痰涎，今少用，现主要用其治疗各种疟疾，尤其治疗间日疟和三日疟效果明显。因有致吐的副作用，应用时宜酒炒，并配伍陈皮、半夏，减少胃肠反应。

【注意事项】因能催吐，用量不宜过大，体虚及孕妇不宜用。

瓜蒂（果蒂）

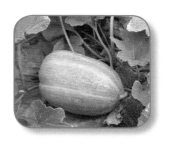

来源于葫芦科一年生草质藤本植物甜瓜 *Cucumis melo* L. 的干燥果蒂。全国各地多有栽培。夏季甜瓜盛产时，将尚未老熟果实摘下，切取果蒂。阴干。以干燥，色黄，稍带果柄者为佳。生用。

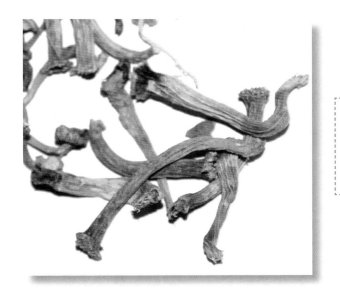

形：长圆柱形，表面皱缩

色：棕黄色

味：苦

【性味功效】苦，寒。有毒。涌吐痰食，祛湿退黄。煎服，2.5 ～ 5g；入丸散服，每次0.3 ～ 1g。外用适量。研末吹鼻，待鼻中流出黄水即停药。

【功用特点】本品涌吐热痰、宿食，单用即可；又可祛湿退黄，治疗湿热黄疸。

【验方精选】鼻塞：细辛、瓜蒂各0.3g。研末，用少许吹鼻中。

【注意事项】体虚、吐血、咯血及上部无实邪者忌服。若服用瓜蒂后剧烈呕吐不止，用麝香0.01 ～ 0.015g，开水冲服以解之。

第二十章　解毒杀虫燥湿止痒药

雄黄（矿石）

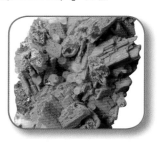

　　来源于硫化物类矿物雄黄族雄黄，主含二硫化二砷（As_2S_2）。雄黄中之熟透者，色鲜，质最佳，称"雄精"或"腰黄"。主产于湖南、湖北、贵州、四川等地。随时可采，除去杂质，研成细粉或水飞用。以块大，色红，质脆，有光泽者为佳。切忌火煅。

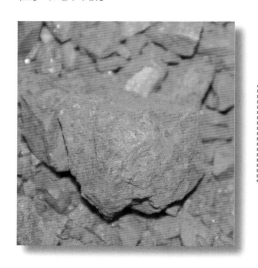

形：不规则块状，结晶面有金刚石样光泽

色：橙红色，条痕淡橘红色

气：微有特异臭气

　　【性味功效】辛，温。有毒。解毒，杀虫。外用适量，研末撒敷，或香油调敷。入丸散服，每次 $0.05 \sim 0.1g$。

　　【功用特点】本品以毒攻毒，有良好解毒作用，用于痈肿疔疮，湿疹疥癣，蛇虫咬伤，常复方配伍；又有杀虫之功，用于治疗虫积腹痛；此外，亦有燥湿化痰，截疟作用。

　　【验方精选】痔疮、脱肛：丝瓜络（焙干为末）、多年石灰、雄黄研末，加猪胆汁、蛋清、香油调匀涂敷患处。

　　【注意事项】本品毒性较强，内服宜慎，不可过量久服。孕妇忌用。本品亦能从皮肤吸收，外用时不宜大面积涂擦及长期持续使用。切忌火煅，烧煅后即分解为三氧化二砷（As_2O_3），即砒霜，有剧毒。

硫黄（自然硫）

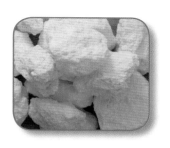

　　来源于自然元素类矿物硫族自然硫，为其提炼的加工品。主产于山西、山东、河南等地。全年均可采挖。采后加热熔化，除去杂质，取出上层溶液，冷却后即得。生硫黄只作外用。若内服，则需与豆腐同煮，至豆腐呈绿色为度，取出漂净，阴干。以色黄，光亮，质松脆者为佳。用时研末。

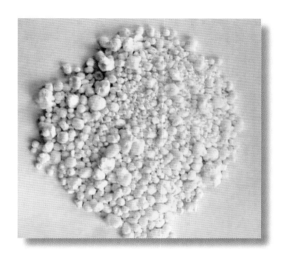

形：不规则块状

色：绿黄色，有脂肪光泽

气：有特异的臭气

　　【性味功效】酸，温。有毒。外用解毒杀虫止痒，内服补火助阳通便。外用适量，研末撒敷或香油调涂。炮制后入丸散服，1.5 ～ 3g。

　　【功用特点】本品为疥疮要药，用于疥癣，秃疮，湿疹；内服用于寒喘，阳痿，虚寒便秘。

　　【注意事项】孕妇忌用。畏朴硝。

白矾（矿石）

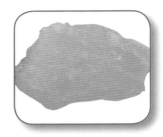

来源于硫酸盐类矿物明矾石经加工提炼而成的结晶。主含含水硫酸铝钾[KAl（SO$_4$）$_2$·12H$_2$O]。主产于浙江、安徽、山西、湖北等地。以无色透明者为佳。生用或煅用。煅后称"枯矾"。

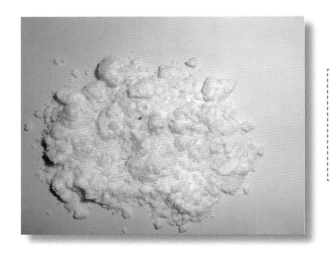

形：不规则的块状或颗粒

色：无色，透明，有玻璃样光泽

味：酸、微甜而极涩

【性味功效】酸、涩，寒。外用解毒杀虫，燥湿止痒；内服止血，止泻，化痰。外用适量，研末外敷，或化水熏洗。入丸散服，0.6 ～ 1.5g。

【功用特点】本品用于湿疹，湿疮，疥癣。内服清化痰涎，收敛止血，涩肠止泻。

【验方精选】

1. 急性流行性出血性结膜炎：泽漆30g，生白矾6g，水煎，口服并熏洗双眼。

2. 外阴瘙痒：蛇床子30g，白矾6g。煎水频洗。

蛇床子（成熟果实）

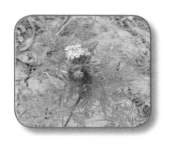

来源于伞形科一年生草本植物蛇床 *Cnidium monnieri*（L.）Cuss. 的干燥成熟果实。产于全国各地，以广东、广西、江苏、安徽等地为多。夏秋季果实成熟时采收。以颗粒饱满，色灰黄，气香浓者为佳。晒干。生用。

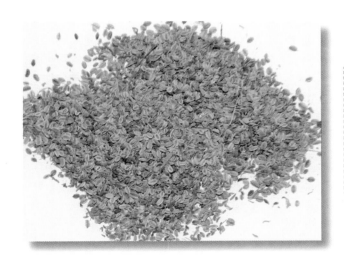

形：细小椭圆形，种子显油性

色：果实灰褐色，种子灰棕色

气味：气香，味辛凉，有麻舌感

【性味功效】辛、苦，温。燥湿祛风，杀虫止痒，温肾壮阳。煎服，3～9g。外用适量，多煎汤外洗；或适量研末外掺；或制成油膏、软膏、栓剂外用。

【功用特点】本品外用治疗阴部湿痒，湿疹，疥癣等。内服用于阳痿，不孕等症。

【验方精选】

1. 牙痛：蛇床子适量，煎水含漱。
2. 脱肛：蛇床子、甘草各30g，研末，每次取3g，开水调服。
3. 耳内湿疮：蛇床子、黄连各3g，轻粉0.3g，研末，吹入患处。

【注意事项】阴虚火旺或下焦有湿热者不宜内服。

土荆皮（根皮或近根树皮）

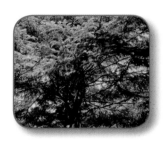

　　来源于松科落叶乔木植物金钱松*Pseudolarix amabilis*（Nelson）Rehd. 的干燥根皮或近根树皮。本品又名"土槿皮"，主产于江苏、浙江、安徽、江西等地。于五月挖取根皮或树皮。晒干。以皮片大，色黄棕，有纤维质，无栓皮者为佳。生用。

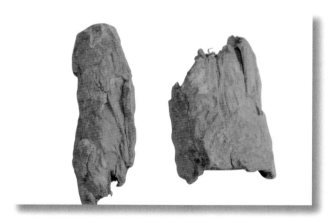

形：不规则长条状，扭曲稍卷，表面粗糙

色：灰黄色

味：苦而涩

　　【性味功效】辛，温。有毒。杀虫，止痒。外用适量，浸酒涂搽，或研末醋调患处，或制成酊剂涂擦患处。

　　【功用特点】具较好的杀虫止痒作用，用于各种癣病。

　　【验方精选】霉菌性阴道炎：苦参、蛇床子、生百部各30g，白鲜皮、地肤子、土荆皮各15g，花椒10g，龙胆草、白矾各9g，加水2kg煎浓汁，涂抹外阴及阴道。也可用胡桃大棉球蘸药，放入阴道内，晚上放早上拖出，每日一次。

　　【使用注意】本品只供外用，不可内服。

蜂房（巢）

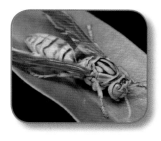

来源于胡蜂科昆虫果马蜂*Polistes olivaceous*（DeGeer）、日本长脚胡蜂*Polistes japonicus* Saussure 或异腹胡蜂*Parapolybia varia* Fabricius 的巢。全国均有，南方尤多。秋冬季采集。晒干或略蒸，除去死蜂、死蛹，晒干。以单个，整齐，色灰白，桶长，孔小，体轻，稍有弹性，内无死蜂蛹及杂质者为佳。生用或炒用。

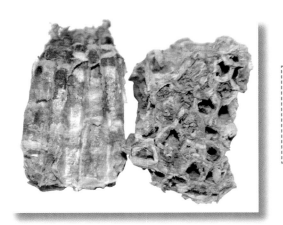

形：似莲房状，腹面有六角形房孔

色：灰褐色

味：辛或淡

【性味功效】甘，平。煎服，3～5g。攻毒杀虫，祛风止痛。外用适量，研末油调敷；或煎水漱洗患处。

【功用特点】本品用于痈疽，瘰疬，癣疮，瘾疹瘙痒；又善于祛风止痛，用于风湿痹痛及牙痛。

【验方精选】阴蚀疮：苦参、防风、露蜂房、炙甘草各等份。水煎浓汁洗患处。

第二十一章　拔毒化腐生肌药

升药（粗制氧化汞）

　　为水银、火硝、明矾各等分，混合升华而成的粗制氧化汞。红色者称"红升"，黄色者称"黄升"。各地均有生产。以河北、湖北、湖南、江苏等地产量较大。红升以色红，片状，有光泽者为佳；黄升以色黄，片状，有光泽者为佳。研细末入药，陈久者良。本品又名"升丹""三仙丹""红升丹""黄升丹"。

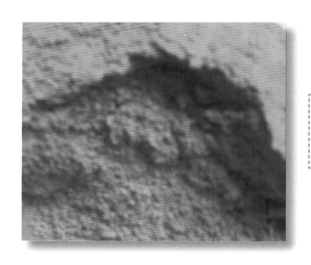

形：粉末状

色：橙黄色，露于日光下颜色变深

　　【性味功效】辛，热。有大毒。拔毒，去腐。外用适量。

　　【功用特点】本品只供外用，为外科要药。有较好的拔毒化腐作用，用于痈疽溃后，脓出不畅；或腐肉不去，新肉难生，不用纯品，常配煅石膏用。

　　【注意事项】本品有毒，只可外用，不可内服。外用亦不可持续大量使用。本品拔毒化腐作用强烈，故外疡腐肉已去或脓水已尽者，不宜用。

砒石（含三氧化二砷矿物）

　　来源于氧化物类矿物砷华的矿石，或含砷矿物毒砂或雄黄等的加工品。又名"信石"。主产于江西、湖南、广东、贵州等地。商品有红信石及白信石之分，药用以红信石为主。凡砒石，须装入砂罐内，用泥将口封严，置炉火中煅红，取出放凉，或以绿豆同煮以减其毒。红信石以块状，色红润，有晶莹直纹，无渣滓者为佳；白信石以块状，色白，有晶莹直纹，无渣滓者为佳。研细粉用。砒石升华之精制品为白色粉末，即砒霜，毒性更剧。

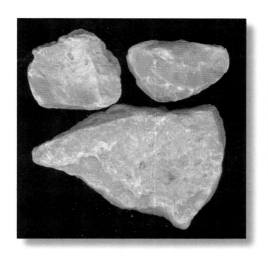

形：不规则块状，表面有玻璃样、丝绢样光泽

色：粉红色或灰白色

味：极毒，不能口尝

　　【性味功效】辛，大热。有大毒。外用攻毒杀虫，敛疮；内服逐水通便。外用适量。研末撒敷或入膏药中贴之。入丸散服，每次 $0.002 \sim 0.004g$。
　　【功用特点】本品外用可蚀疮去腐，内服能劫寒痰平喘。
　　【注意事项】本品剧毒，内服宜慎用，须掌握好用法用量，不可持续服用，不能做酒剂服。孕妇忌服。外用也不宜过量，以防局部吸收中毒。

炉甘石（菱锌矿石）

来源于碳酸盐类矿物方解石族菱锌矿。主含碳酸锌（$ZnCO_3$）。主产于广西、四川、云南、湖南等地。采挖后除去泥土、杂石。制用，称为"制炉甘石"，有火煅、醋淬及火煅后用三黄汤（黄连、黄柏、大黄）淬等制法。以块大，白色或显淡红色，质轻者为佳。晒干研末，水飞后用。

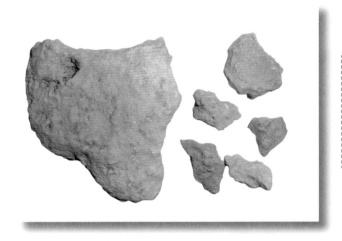

形：不规则块状，表面粉性多孔，似蜂窝状

色：灰白色

味：微涩

【性味功效】甘，平。解毒明目退翳，收湿止痒敛疮。外用适量。水飞点眼，研末撒或调敷。

【功用特点】本品既能解毒明目退翳，为眼科外用要药，用于目赤翳障，烂弦风眼。又能收湿生肌敛疮，用于溃疡不敛，皮肤湿疮。

【注意事项】本品宜炮制后使用，专作外用，不作内服。

硼砂（矿石）

来源于天然矿物硼砂的矿石，经提炼精制而成的结晶体。主产于青海、西藏等地。须置于密闭容器内防止风化。以无色透明洁净的结晶为佳。生用或煅用。

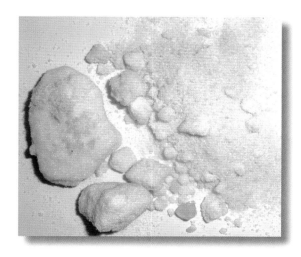

形：颗粒状结晶

色：白色

味：咸

【性味功效】甘、咸，凉。外用清热解毒，内服清肺化痰。外用适量。研细末撒布或调敷患处，或配制眼剂外用。入丸散服，每次1.5～3g。

【功用特点】本品外用能清热解毒，消肿，防腐，为喉科、眼科常用要药，用于咽喉肿痛，口舌生疮，目赤翳障；内服有清肺化痰功效，用于痰热壅滞，痰黄黏稠，咳吐不利。

【验方精选】牙疳，口疮：儿茶、硼砂取等份。研为末搽患处。

【注意事项】多作外用，内服宜慎。化痰可生用，外敷宜煅用。

药名拼音索引